ÉTUDES

SUR LE

GOITRE ÉPIDÉMIQUE

PAR

V. NIVET,

Chevalier dans l'Ordre de la Légion d'honneur,
Médecin de l'Hôtel-Dieu,
Professeur titulaire à l'Ecole de médecine et de pharmacie, Médecin des épidémies,
Vice-président de l'Académie des sciences, belles-lettres et arts de Clermont-Ferrand,
Président de l'Association de prévoyance et de secours mutuels des médecins du Puy-de-Dôme,
Membre honoraire de la Société anatomique,
Membre correspondant des Sociétés médico-chirurgicale, médico-pratique,
de la Société médicale d'émulation, de la Société d'hydrologie médicale,
Ancien Interne en médecine et en chirurgie des hôpitaux civils de Paris, etc.,..

PARIS,
J.-B. BAILLIÈRE ET FILS,
Rue Hautefeuille, 19

LONDRES
Hipp. BAILLIERE, 219, Regent Street.

NEW-YORK
BAILLIERE-BROTHERS, 440, Broadway.

MADRID, BAILLY-BAILLIERE, Plaza de Topete, 8.

1873.

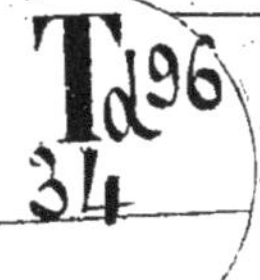

ÉTUDES

SUR LE

GOITRE ÉPIDÉMIQUE

TRAVAUX DU MÊME AUTEUR

Essai sur les erreurs populaires relatives à la médecine. *Annales de l'Auvergne*. Clermont, 1840.

Documents sur l'organisation de la médecine des pauvres. Clermont, 1863.

Documents sur les épidémies de l'arrondissement de Clermont, de 1849 à 1863. Paris, J.-B. Baillière, 1865.

Note sur les goîtres estival épidémique et variqueux. *Annales de l'Auvergne*. Janvier 1852.

Notice historique sur les épidémies de l'arrondissement de Clermont-Ferrand. *Mémoires de l'Académie des sciences, belles-lettres et arts*. 1868.

Recherches sur l'engorgement et l'hypertrophie de la rate. *Archives de médecine*. Paris, 1838.

Observation de morve développée chez l'homme. *Gazette médicale*. Paris, 1838.

Observations de cysticerques trouvés chez l'homme. *Archives de médecine*.

Mémoire sur le délire et les convulsions épileptiformes, déterminées par les préparations de plomb. *Gazette médicale*. Paris, 1836-37.

Recherches, Observations et Notes : 1° Sur la statistique des hernies. *Gazette médicale*, 1837 ;

— 2° Sur la difficulté du diagnostic des hernies étranglées. *Archives de médecine*. Paris, 1837 ;

— 3° Sur le traitement des hernies engouées et étranglées, par le taxis prolongé. *Gazette médicale*, 1838 ;

— 4° sur l'emploi des irrigations continues d'eau froide dans le traitement des fractures compliquées. *Gazette médicale*, 1838.

De l'Encéphalocèle congénitale ou spontanée. Thèses de Paris, 1838, n° 359.

Lettre a M. Courty sur les fonctions du placenta. *Gazette hebd. de médec. et de chir.* Paris, 1861.

Dictionnaire des eaux minérales du Puy-de-Dôme. Clermont, 1846.

Etudes sur les eaux minérales du Puy-de-Dôme. *Annales de l'Auvergne*, Clermont, 1849.

Eaux minérales du Cantal. *Dictionn. statistique et historique*. Aurillac, 1853.

Nouvelles recherches sur les eaux minérales de Royat. Clermont, 1857.

Triple empoisonnement par le varaire ou ellébore blanc, par V. Nivet et Giraud. *Gazette hebd. de méd. et de chir.* Paris.

Traité des maladies des femmes, qui déterminent des leucorrhées, par H. Blatin et V. Nivet. Paris, 1842.

ÉTUDES

SUR LE

GOITRE ÉPIDÉMIQUE

PAR

V. NIVET,

Chevalier dans l'Ordre de la Légion d'honneur,
Médecin de l'Hôtel-Dieu,
Professeur titulaire à l'Ecole de médecine et de pharmacie, Médecin des épidémies,
Vice-président de l'Académie des sciences, belles-lettres et arts de Clermont-Ferrand,
Président de l'Association de prévoyance et de secours mutuels des médecins du Puy-de-Dôme,
Membre honoraire de la Société anatomique,
Membre correspondant des Sociétés médico-chirurgicale, médico-pratique,
de la Société médicale d'émulation, de la Société d'hydrologie médicale,
Ancien Interne en médecine et en chirurgie des hôpitaux civils de Paris, etc.,..

PARIS,
J.-B. BAILLIÈRE ET FILS,
Rue Hautefeuille, 19

LONDRES
HIPP. BAILLIÈRE, 219, Regent Street.

NEW-YORK
BAILLIERE-BROTHERS, 440, Broadway.

MADRID, BAILLY-BAILLIÈRE, Plaza de Topete, 8.

1873.

AVANT-PROPOS

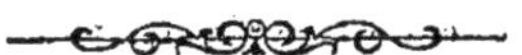

CONSIDÉRATIONS PRÉLIMINAIRES.

DE L'INFLUENCE EXERCÉE PAR LA HAUTEUR DES MONTAGNES; LA PROFONDEUR DES VALLÉES; PAR LA COMPOSITION DU SOL ET DES EAUX POTABLES, SUR LA PRODUCTION DES DIVERSES ESPECES DE GOITRES.

Si l'on embrasse dans leur ensemble l'étude de la topographie et de la géologie de la France, les documents publiés dans l'*Annuaire des eaux* et dans la *Statistique militaire*, on reconnaît que les départements où l'on trouve de très-hautes montagnes, des vallées ombreuses, profondes et humides, des chemins montueux, des eaux très-froides, sont ceux où le goître se montre le plus fréquemment. Les brusques changements de température, les brouillards et les vents pluvieux et froids qui succèdent aux journées chaudes de l'été, ne sont pas étrangers à la production de cette maladie.

I. Dans les départements des Hautes et Basses-Pyrénées, des Hautes et Basses-Alpes, de l'Ariège, le nombre des goîtreux varie entre 1 sur 10, et 1 sur 45 conscrits examinés.

La montagne la plus haute des Alpes atteint 4,810 mètres, celle des Pyrénées 3,574 mètres au-dessus du niveau de la mer (1).

II. Au deuxième rang viennent se placer les montagnes du centre de la France qui appartiennent au Cantal et au Puy-

(1) Dictionnaire géographique de Bouillet.

de-Dôme. Les hauteurs des sommets les plus élevés varient entre 1,470 et 1,889 mètres (1).

Le nombre des goîtreux est de 1 sur 65 à 1 sur 141 conscrits.

III. Dans le département du Jura, les montagnes sont moins hautes que dans le Cantal et le Puy-de-Dôme ; les vallées, généralement peu profondes, se dirigent vers le sud ; les goîtreux sont dans la proportion de 1 sur 694 conscrits.

IV. L'île de Corse présente à son centre une montagne qui atteint 2,763 mètres ; cette île est entourée par la mer et cette circonstance la place dans des conditions exceptionnellement favorables ; on compte dans ce département un goîtreux sur 1,903 conscrits.

V. Dans les plaines, toutes choses égales d'ailleurs, les goîtreux sont moins communs que dans les vallées creusées sur les flancs des montagnes ; nous citerons plus loin des faits nombreux à l'appui de cette proposition.

Étude géologique du sous-sol.

La composition des eaux potables (sources, ruisseaux, rivières, etc.), doit nécessairement être influencée par les terrains d'où elles proviennent et sur lesquels elles coulent. L'étude de ces terrains ne doit pas être négligée, si l'on veut arriver à des conclusions ayant une certaine valeur (2).

I. TERRAINS JURASSIQUES.

Occupons-nous d'abord des terrains jurassiques dont les sources et les ruisseaux sont alimentés par des eaux calcaires et magnésiennes.

Si l'on cherche à déterminer les effets apparents de ces terrains dans les départements où les formations jurassiques exis-

(1) Gonod. Description de la France. (Puy-de-Dôme). Paris, 1834.

(2) Les renseignements géologiques renfermés dans ce travail ont été empruntés à la Carte géologique de France, exécutée sous la direction de M. Brochant de Villiers, par MM. Dufrénoy et Elie de Beaumont. Paris, 1840.

tent, on obtient pour quelques départements des chiffres favorables à l'opinion des auteurs qui attribuent le goître aux eaux magnésiennes.

Hautes-Alpes,	1 goîtreux	sur 10	examinés.
Ariége,	1 —	sur 39	—
Basses-Alpes,	1 —	sur 45	—

Indiquons maintenant les chiffres défavorables : dans les Basses-Pyrénées, où le terrain jurassique manque, la proportion des goîtreux est néanmoins de 1 sur 14 conscrits.

La statistique du Jura se trouve également en désaccord avec cette théorie; les goîtreux y sont réduits au nombre de 1 sur 694 examinés, et cependant les trois étages du terrain jurassique y abondent.

Dans le Cher, pays de plaine, où les mêmes formations occupent de très-grandes étendues, les goîtreux sont seulement de 1 sur 2,181 jeunes gens.

Evidemment, si les terrains jurassiques et les eaux qui en proviennent exerçaient une action importante dans la production du goître, on n'observerait pas d'aussi grandes différences dans les statistiques des pays qui offrent une constitution géologique semblable.

II. TERRAINS CRÉTACÉS SUPÉRIEURS.

Nous devons en second lieu nous occuper des terrains crétacés supérieurs qui ont, dit-on, donné leur nom aux crétins goîtreux.

Ils sont représentés par la craie blanche et la craie marneuse. La première est composée de carbonate de chaux et de 1 à 3 pour cent de magnésie.

Dans les Alpes, la craie occupe des espaces assez étendus, mais comme elle est mêlée aux terrains jurassiques, il est difficile d'apprécier ses effets réels.

En Corse, le problème est plus facile à résoudre. Le terrain crétacé supérieur couvre la moitié orientale de ce département; l'autre moitié est composée de roches cristallisées.

Le nombre des goîtreux est, pour l'ensemble du département, de 1 sur 1,903 conscrits. En admettant, ce qui n'est pas probable, que les individus atteints de cette maladie, habitent tous la région crétacée, leur nombre serait, au plus, de 1 sur 951 examinés.

Le terrain de craie prédomine dans la Marne et l'Aube, mais on y trouve aussi du terrain jurassique et un peu de terrain tertiaire moyen. On compte dans le premier département 1 goîtreux sur 207 conscrits, et dans le second, 1 goîtreux sur 257 conscrits.

Dans la Seine-Inférieure, le lit des ruisseaux est creusé dans la craie; les sources s'échappent entre ces terrains et les terrains tertiaires, ou sortent même de ces dernières couches; les goîtreux sont moins nombreux (1 sur 635 conscrits).

Est-on en droit de dire, en présence des chiffres cités, que les terrains crétacés supérieurs produisent le goître?

III. TERRAINS TERTIAIRES.

Les terrains tertiaires supérieurs et moyens occupent la presque totalité des départements de Seine-et-Marne et de Seine-et-Oise; le terrain crétacé y couvre des espaces peu étendus.

Seine-et-Oise	donne 1	goîtreux	sur	312	conscrits;
Seine-et-Marne	— 1	—	sur	743	—
Seine	— 1	—	sur	1,757	—

Les départements en plaine, où l'on rencontre surtout des terrains tertiaires moyens qui cependant renferment des calcaires, présentent peu de goîtreux :

Lot-et-Garonne	— 1	goîtreux	sur	1,824	conscrits;
Loir-et-Cher	— 1	—	sur	2,457	—

Nous ne croyons pas que l'action du calcaire puisse être invoquée en présence d'une proportion aussi minime de goîtreux.

Terrains tertiaires supérieurs. — Quelques-uns des départements dont le sous-sol est principalement composé de terrains tertiaires supérieurs, c'est-à-dire d'alluvions sans calcaires, nous ont fourni les proportions suivantes :

Landes	— 1	goîtreux	sur	621	conscrits;
Gironde	— 1	—	sur	1,389	—

IV. TERRAINS CRISTALLISÉS.

Les données recueillies dans les départements de la Corrèze et de la Creuse, où le sous-sol est presque entièrement composé de terrains cristallisés, sont encore moins favorables à l'opinion des auteurs qui attribuent le goître aux eaux chargées de carbonate de chaux ou de sels de magnésie. Dans ces départements, les sources ne peuvent contenir des sels calcaires ou magnésiens, et cependant, la statistique indique, dans le département de la Corrèze : 1 goîtreux sur 114 conscrits; dans celui de la Creuse : 1 sur 174; chiffres assez forts malgré l'absence des sels soi-disant producteurs.

Mais, si nous abandonnons les pays montagneux pour nous reporter vers les Côtes-du-Nord et dans le Finistère, où les roches cristallisées et de transition abondent et où les montagnes sont peu élevées, les chiffres sont considérablement réduits. Dans le Finistère, on a noté 1 goîtreux sur 7,420 conscrits; dans les Côtes-du-Nord, 1 goîtreux sur 10,672 conscrits.

V. TERRAINS CRISTALLISÉS ET ROCHES VOLCANIQUES.

La Haute-Loire et le Cantal sont presque entièrement composés de terrains cristallisés et de roches volcaniques anciennes et modernes; les eaux sont pures ou mêlées de très-peu d'argile; le nombre des goîtreux se rapproche de celui qu'on observe dans la Creuse et dans la Corrèze :

Haute-Loire	— 1	goîtreux	sur 103	examinés;
Cantal	— 1	—	sur 141	—

Influence de la composition des eaux potables.

I. ACTION DES SELS MAGNÉSIENS (1).

Nos points de comparaison seront peu nombreux, parce qu'un certain nombre de chimistes n'ont pas donné isolément les poids des sels de chaux et de magnésie, mais les faits que nous

(1) Les indications relatives à la composition des eaux ont été empruntées au premier volume de l'Annuaire des eaux de la France, 1851.

allons exposer nous paraissent suffisants pour renverser l'opinion de M. Grange qui attribue le goître à l'action des sels magnésiens.

Voici d'abord un spécimen des analyses faites par ce chimiste (1) :

Sources et ruisseaux des montagnes des Alpes.

VALLÉE DE L'ISÈRE.

NOMS DES SOURCES ET DES RUISSEAUX.	SULFATE de chaux.	CARBONATE de chaux.	SELS de magnésie	SELS divers.	TOTAUX.
Ruisseau de Veiton...	0,0021	0,0159	0,0076	0,0155	0,0411
Ruisseau le Bréda...	0,0040	0,0283	0,0183	0,0285	0,0791
Fontaine de Tencin...	0,0135	0,1050	0,0211	0,0478	0,1874
Ruisseau de Gières...	0,0400	0,1400	0,0400	0,0110	0,2310
Le Furon (Sassenage).	0,0055	0,0800	0,0241	0,0146	0,1242
La Roise (Voreppe)...	traces.	0,1710	0,0209	0,0134	0,2053

Ces sources et ces ruisseaux servent aux usages domestiques dans le département de l'Isère où les goîtreux sont dans la proportion de 1 sur 52 conscrits.

Les quantités de sels de magnésie varient par litre d'eau entre 0,0076 et 0,0241. L'eau du ruisseau de Gières, qui sort des terrains anthracifères, contient exceptionnellement 0,04 (quatre centigrammes) de sels magnésie (2).

Admettons qu'un homme boive deux litres d'eau par jour, on devra en conclure qu'il a absorbé huit centigrammes de sels magnésiens. — Combien de malades, ayant des aigreurs, prennent, tous les jours pendant plusieurs mois, des doses plus fortes de magnésie anglaise sans offrir aucune trace d'engorgement thyroïdien?

Si nous cherchons des termes de comparaison dans le reste de la France, nous trouvons que, dans la Seine-et-Marne, les

(1) Annuaire des eaux de la France, Paris, 1851, p. 229 à 253.

(2) Chlorure de magnésium 0,02 + carbonate de magnésie 0,02.

quantités de sels de magnésie oscillent entre 0,0380 et 0,0900 et cependant, dans ce département, on trouve seulement 1 goîtreux sur 743 conscrits.

Citons maintenant quelques-unes des analyses de MM. Leudet, Girardin et Preisser (1).

Sources potables de la Seine-Inférieure.

NOMS DES SOURCES.	SULFATE de chaux.	CARBONATE de chaux.	SELS de magnésie	SELS divers.	TOTAUX.
EAUX POTABLES DU HAVRE. (LEUDET).					
Tricauville........	0,0154	0,2276	0,0013	0,1486	0,3929
Eau du Pont-Rouge...	0,0780	0,2769	0,0284	0,2410	0,6143
EAUX POTABLES DE ROUEN ET ENVIRONS. (GIRARDIN ET PREISSER).					
Eau de Bapaume à Houlme..........	0,0212	0,1084	0,0071	0,0224	0,1491
Eau d'Aubette à sa source..........	0,0450	0,1870	0,0090	0,0210	0,2600
Source de Lescure....	0,1720 [2]	0,2280	0,0670	0,0150	0,4820
Source de Sotteville..	1,4870 [3]	0,1230	traces.	"	1,6100

Parmi les sources indiquées dans ce tableau, il en est qui fournissent seulement 0,0013 à 0,0071 de sels de magnésie, mais d'autres donnent jusqu'à 0,0283 et même 0,0670 de ces sels, et cependant le nombre des goîtres n'est que de 1 sur 635 conscrits dans le département de la Seine-Inférieure.

Encore deux citations plus accentuées que les précédentes :

Les habitants du département de la Seine boivent des eaux magnésifères : le nombre des goîtres y est de 1 sur 1,757 conscrits.

(1) Annuaire des eaux de la France, p. 74 à 96.

(2 et 3) Source de Lescure : sulfate de chaux, 0,1010; chlorure de calcium, 0,0710. Source de Sotteville : sulfate de chaux, 1,2870; chlorure de calcium, 0,2000).

Il en est de même des habitants de la Loire-Inférieure où les goîtreux sont seulement au nombre de 1 sur 3,415 (1).

En présence de ces faits et de ceux que nous avons signalés dans notre étude géologique, la théorie de M. Grange ne peut plus être soutenue (2).

II. ACTION DES SELS DE CHAUX.

Si l'on compare les quantités de sulfate et de carbonate de chaux contenues dans les sources de l'Isère à celles dissoutes dans les eaux de la Seine-Inférieure, on reconnaîtra que les eaux de ce dernier département renferment des proportions de sulfate et de carbonate de chaux (3) plus considérables que celles du premier.

Dans le département de l'Isère, on compte 1 goîtreux sur 52 jeunes gens, et 1 goîtreux sur 635 conscrits dans la Seine-Inférieure.

Les eaux du département de la Seine, dans l'analyse desquelles les sels de chaux ont été indiqués isolément, donnent en général par litre :

	grammes.
Sulfate de chaux.......	0,200 à 0,430
Bicarbonate de chaux...	0,122 à 0,301 (4),

quantités bien plus considérables que celles contenues dans les eaux de l'Isère.

Le nombre des goîtreux dans le département de la Seine est de 1 sur 1,757 conscrits.

Nous croyons inutile d'ajouter de nouveaux arguments à ceux qui précèdent; ils sont clairs et démontrent que la théorie qui attribue le goître et le crétinisme aux eaux calcaires, devient

(1) Voir dans l'Annuaire des eaux de la France les analyses des sources, ruisseaux et rivières, page 27 à 73, et 125 à 153.

(2) Voir le rapport du docteur Aguilhon, Annales de l'Auvergne 1851, tom. 24, page 92.

(3) Voir les tableaux cités dans le paragraphe précédent.

(4) Voir l'Annuaire des eaux de la France, pages 64 et 65. Les eaux des prés Saint-Gervais fournissent par litre 0 gram. 032 de bicarbonate de chaux; celles de Belleville, 1 gram. 100 de sulfate; celles de la Roche-Gregy, 1 gram. 470 du même sel.

impossible pour tout homme qui, laissant de côté les souvenirs historiques, se borne à consulter les faits (1).

III. ACTION DES MATIÈRES ORGANIQUES.

On a soutenu également que le goître devait être attribué aux matières organiques dissoutes dans les eaux potables. Deux objections péremptoires peuvent être faites à cette théorie.

1°. Les eaux de Royat, de Chamalières et de Clermont; celles de St-Genès, de Marsat, de Mozat et de Riom, doivent être rangées parmi les eaux les plus pures. On y découvre à peine des traces de matières organiques, et cependant le goître est commun dans ces diverses localités.

2°. Les grandes villes qui, comme Paris et Nantes, sont en grande partie alimentées par des cours d'eau qui contiennent une grande proportion de matières organiques, fournissent très-peu de goîtreux.

Nous n'insisterons pas sur ces faits, nous nous proposons de revenir sur ce sujet dans un autre ouvrage.

Certains auteurs ont dit que le goître était dû à une matière organique spéciale, d'autres à un miasme particulier.

Nous croyons inutile de nous occuper de ces assertions théoriques; nous attendrons que leurs auteurs aient donné leurs preuves.

IV. INFLUENCE DU DÉFAUT D'AÉRATION DE L'EAU POTABLE.

M. Boussingault fait dépendre la production du goître de la diminution de la proportion d'oxygène dissoute dans l'eau potable. « L'élévation du sol en est une première cause; c'est ce qui a lieu dans diverses contrées élevées où le goître est endémique, comme à Santa-Fé-de-Bogota à 2,640 mètres, l'eau

(1) L'eau chargée d'une quantité notable de sels de chaux cuit mal les légumes; on la digère mal. Pour ce double motif elle peut devenir une cause de troubles des fonctions digestives qui affaiblissent la constitution, et peuvent rendre l'individu qui en fait usage plus sensible à l'action des influences morbifiques; mais sa composition chimique ne doit pas la faire ranger parmi les causes déterminantes du goître.

n'y renferme que $11^{cc},8$ d'air., au lieu de 35 centimètres cubes (1). »

Nous doutons fort que les goîtres de Santa-Fé soient occasionnés uniquement par cette circonstance : d'autres causes ayant agi, la prédisposition à l'engorgement du corps thyroïde existant, il est possible que la diminution de la pression atmosphérique dispose à son tour cet organe à se congestionner, mais l'action du défaut d'aération de l'eau nous paraît très-hypothétique.

L'observation démontre en effet que les eaux potables qui alimentent les villages situés sur les hauteurs sont moins aérées que l'eau des sources des régions inférieures. Or, le goître est très-rare sur les plateaux montagneux, tandis qu'il est souvent endémique dans les vallées voisines, mais placées plus bas ; on peut s'assurer de la réalité de cette assertion en étudiant la Basse-Auvergne et en consultant les travaux importants publiés sur les deux Savoies.

Sur la carte topographique annexée au rapport de la commission créée par le roi de Sardaigne, ouvrage publié à Turin en 1848, on voit les rayures rouges qui marquent la place des villes et villages où règnent avec une grande intensité le crétinisme et le goître endémique, suivre les vallées les plus profondes ; à mesure que l'on monte et que les vallées sont moins profondes, les rayures vertes du goître sporadique apparaissent ; enfin, dans les parties les plus élevées qui ne sont ni dominées, ni rendues humides par des bois, on ne trouve point de goîtreux (2). Que devient en présence de ces faits la théorie de M. Boussingault ?

(1) Citation empruntée à M. Petréquin (Recherches sur les eaux potables de Clermont, publiées dans les Annales d'hygiène et de médecine légale, 1871, 2e série, tom. XXXVII).

(2) Nous citerons comme exemples de communes dans lesquelles le goître n'est pas signalé : Châtillon (Mandement de Cluse), Onion (Mt de Saint-Jeoire), Combloux (Mt de Sallanches), Albanne, Mont-Rond (Mt de St-Jean de Maurienne), Bessans (Mt de Lans-le-Bourg), Bonneval (Mt de Moutiers), Les-Chapelles (Mt de Bourg Saint-Maurice).

Résumé géologique, topographique et statistique.

DÉPARTEMENTS.	1 goîtreux sur	DONNÉES GÉOLOGIQUES.
		I. HAUTES MONTAGNES.
Hautes-Alpes... Basses-Alpes...	10,76 45,46	Terrains cristallisés (Hautes-Alpes); Terrains jurassiques (les deux départements); Terrain crétacé supérieur (craie); Terrains tertiaires moyen et supérieur; Alluvions (Hautes et Basses-Alpes).
Basses-Pyrénées. Hᵗᵉˢ-Pyrénées.. Ariége........	14,34 29,95 59,05	Terrains cristallisés (peu dans les Basses-Pyrénées, davantage dans les Hautes et l'Ariége; Terrains de transition peu étendus dans les Basses-Pyrénées, point dans les deux autres départements; Terrain de trias; Terr. jurassiques (Hᵗᵉˢ-Pyrénées et Ariége); Terrain crétacé inférieur (grès vert), peu; Au bas des montagnes, terrains tertiaires moyen et supérieur; Alluvions (peu).
		II. MONTAGNES DU CENTRE.
Puy-de-Dôme.. Haute-Loire... Cantal........	65,91 103,38 141,71	Terrains cristallisés prédominants; Terrains volcaniques (trachytes, basaltes, laves); Terrains tertiaires.
		III. PAYS MONTAGNEUX.
Corrèze...... Creuse........	114,68 174,16	Terrains cristallisés.
Corse........	1903,00	Terrains cristallisés, moitié ouest; Terrains de craie, moitié est; alluvions (peu).
Jura.........	693,94	Terrains jurassiques dominants; Terrains de trias, terrain crétacé inférieur; Terrain tertiaire supérieur, alluvions.
		IV. CÔTES DU NORD.
Côtes-du-Nord.. Finistère......	10672,00 7420,66	Terrains cristallisés, terrains de transition dominants; Peu de terrains plutoniques et d'alluvions.

DÉPARTEMENTS.	1 goîtreux sur	DONNÉES GÉOLOGIQUES.
		V. PAYS EN PLAINE OU PEU ACCIDENTÉS.
Cher.........	2181,20	Terrains jurassiques, inférieur, moyen et supérieur dominants ; Terrain crétacé inférieur, tertiaire moyen, alluvions.
Calvados.......	880,58	Terrains de transition et jurassique dominants; Peu de terrain crétacé supérieur, de terrains tertiaires supérieurs, d'alluvions.
Aube.........	256,53	Terrain crétacé supérieur (craie) dominant; Terrains jurassiques, crétacé inférieur, tertiaire moyen, alluvions.
Marne........	207,42	Terrain crétacé supérieur (craie) dominant; Terrains de trias, jurassique, crétacé inférieur.
Seine........ Seine-et-Oise.. Seine-et-Marne.	1756,55 312,75 743,21	Terrains tertiaires, moyen et inférieur dominants; Terrain crétacé supérieur, alluvion.
Loir-et-Cher...	2457,00	Terrain tertiaire moyen dominant; Terrain crétacé inférieur et alluvions.
Seine-Inférieure.	634,83	Terrains tertiaires, moyen et supérieur dominants ; Lits de beaucoup de ruisseaux creusés dans la craie; Terrains jurassiques, tertiaire inférieur, alluvions.
Gers.........	1111,50	Terrains tertiaires, moyen et supérieur.
Landes.......	621,41	Terrain tertiaire supérieur dominant, peu de terrain moyen et d'alluvions.
Lot-et-Garonne.	1824,30	Terrain tertiaire moyen; Terrain tertiaire supérieur et alluvions.

Voir dans les pièces annexées à ces études :

1°. Le Tableau des terrains géologiques de tous les départements de la France;

2°. Le Tableau de la statistique militaire, également pour tous les départements français, moins ceux des Savoies et des Alpes-Maritimes.

ÉTUDES
SUR LE
GOITRE ÉPIDÉMIQUE

CHAPITRE PREMIER.

HISTORIQUE.

Les auteurs classiques qui ont écrit avant l'année 1817, ont nettement séparé les uns des autres les goîtres aigu, chronique, sporadique et endémique, mais ils ne se sont point occupés du goître épidémique (1).

Cette dernière maladie a été signalée pour la première fois en 1783, par Charmeil, l'un des chirurgiens militaires les plus distingués de son époque.

Après avoir rapporté l'histoire d'un soldat affecté d'un engorgement de la glande thyroïde, Charmeil ajoute : « Ce n'est pas la première fois que cette maladie atteint subitement les hommes casernés à Mont-Dauphin. »

Cette observation se trouve reproduite l'année suivante, par le même auteur, dans son ouvrage intitulé *Topographie médicale de Mont-Dauphin.* « Le goître, dit-il, attaque souvent assez subitement ; j'ai vu plusieurs fois les soldats de cette garnison en être atteints et très-fatigués..... (2). »

Le chirurgien Percy, de son côté, parle d'une épidémie de goîtres qu'il a observée sur une réunion de jeunes personnes qui habitaient un pensionnat peu éloigné de Paris (3).

(1) Rullier, article *Goître* du Dictionnaire des sciences médicales, 1817.

(2) Journal de Médecine militaire de Dehorn, 1783 et 1784, tom. III et IV.

(3) Rullier (*loc. cit.*).

* Fleury (J.-B.), dans le discours qu'il a prononcé en 1833 à l'Ecole de médecine de Clermont, a signalé l'apparition fréquente des engorgements du corps thyroïde chez les jeunes filles étrangères qui viennent faire leur éducation dans les pensions et les couvents du chef-lieu du département.

Le conseil de santé des armées a publié, en 1853, des documents nombreux oubliés sans doute dans ses archives. Nous leur empruntons les renseignements suivants : En 1812, des prisonniers anglais furent atteints, en assez grande proportion, de goître aigu. La garnison de Briançon fut épargnée. Plus tard, du 6 novembre 1818 au 1er juillet 1819, la légion des Bouches-du-Rhône, arrivée depuis sept mois dans la même garnison, fournit 112 cas (1).

Jusqu'ici les chirurgiens militaires se sont bornés à constater l'existence du goître aigu-épidémique.

Le professeur Lavort de Clermont, en 1822, et le docteur Chevalier, en 1827 et 1828, ont, les premiers, étudié sérieusement les causes de cette affection (2).

Chose remarquable, le travail de Lavort était complétement inconnu de M. Chevalier, et cependant ces deux médecins sont arrivés aux mêmes conclusions étiologiques : ils regardent l'ingestion de l'eau froide pendant que le corps est en sueur, comme jouant un rôle important dans la production des engorgements aigus du corps thyroïde.

La question de priorité étant bien établie, nous croyons inutile de donner ici l'énumération un peu aride des épidémies qui se sont montrées plus tard à Briançon, Clermont, Neuf-Brisach, Besançon et Colmar ; on la trouvera parmi les pièces annexées à notre travail.

(1) Recueil des mém. de méd., chir. et pharm. milit., 1853, tom. XII, 2e série.

(2) La relation de l'épidémie observée à Clermont par Lavort, a été imprimée, en 1852, dans la Note sur le goître estival qui a été publiée, par le docteur Nivet, dans les Annales de l'Auvergne.

Le Mémoire sur la thyroïdite, par M. Chevalier, a paru en 1830, dans le Recueil des mém. de méd. et de chir. milit., tom. XXIX, 1re série.

CHAPITRE DEUXIÈME.

DES CAUSES DU GOITRE ÉPIDÉMIQUE.

Cerise et Marchand s'accordent à dire que l'engorgement du corps thyroïde peut être le résultat d'un concours de circonstances diverses, et protestent contre les assertions des auteurs qui veulent lui assigner une cause unique. Bramley émet une opinion semblable (1).

A l'exemple de ces auteurs recommandables, nous chercherons à démontrer dans cet ouvrage que cette manière de voir, qui a trait au goître endémique, doit également s'appliquer au goître aigu-épidémique.

Les documents les plus sérieux publiés sur l'engorgement thyroïdien endémique établissent que cette affection sévit avec une grande intensité dans les villes et les villages situés au voisinage des hautes montagnes, dans les vallées profondes et humides ou dans des lieux également humides, plus élevés, mais exposés à de grandes variations de température. Dans ces malheureuses contrées, l'hérédité, des actions délétères nombreuses, modifient puissamment la constitution des habitants.

Il est difficile, dans de semblables conditions, de déterminer l'influence de chacun des agents producteurs du goître aigu, tandis que dans les pays où, comme en Auvergne, les montagnes sont moins hautes, l'étude des causes de cette maladie développée chez des personnes étrangères au pays pendant un séjour temporaire, peut conduire à des résultats étiologiques qui offrent un certain degré de certitude.

C'est à ce point de vue que nous étudierons successivement :

1°. La topographie des villes de Clermont et de Riom ;

2°. Les prédispositions, les idiosyncrasies ;

3°. Les saisons, les variations atmosphériques ; les statistiques militaires ;

(1) Grisolle, Traité de pathologie interne, tome II, 1852.

4°. Les promenades, les exercices militaires; les vêtements;
5°. La température de l'eau potable; les courants d'air;
6°. La composition chimique de l'eau potable;
7°. L'alimentation;
8°. L'hérédité;
9°. L'âge, la constitution, le tempérament;
10°. Les professions;
11°. L'altitude, l'action endémique.

TOPOGRAPHIE DES VILLES DE RIOM ET DE CLERMONT.

Riom est bâti sur une colline formée de calcaire marneux. Ce calcaire est recouvert lui-même, presque partout, d'une couche puissante d'alluvions anciennes. Les monts Dômes, dans la région qui correspond à cette ville, ne dépassent point mille mètres au-dessus du niveau de la mer.

Clermont est construit sur un monticule de pépérite grossière. Ce monticule est entouré à sa base de calcaires marneux. La place de la Cathédrale, qui est la partie la plus élevée de cette ville, est à 412 mètres, les parties basses à 361 mètres au-dessus du niveau de la mer.

De nombreuses sources minérales acidules, salines, ferrugineuses et arsénicales s'échappent d'une faille qui court du sud au nord, et longe le côté ouest du monticule.

Cette ville est à l'est du puy de Dôme dont la hauteur est de 1468 mètres au-dessus du niveau de la mer; elle est entourée d'une ceinture de ruisseaux qui arrosent des jardins maraîchers, et se trouve située à l'endroit où la vallée de Royat, après avoir dépassé Chamalières, vient se confondre en s'élargissant avec le grand bassin de la Limagne.

Dans certaines saisons, les vents d'ouest, après avoir franchi la chaîne des monts Dômes, soufflent sur cette ville avec une grande violence. Aussi le voisinage de ces montagnes rend-il la température de Clermont très-variable. En été, un ou deux jours de pluie suffisent quelquefois pour déterminer un abaissement considérable de la température.

PRÉDISPOSITIONS. — IDIOSYNCRASIES.

L'habitation, pendant un certain nombre de mois, dans une ville située au pied des montagnes, et dans laquelle règne le goître endémique, peut prédisposer les jeunes étrangers et les militaires à contracter des engorgements aigus du corps thyroïde (1). Mais tous ne sont pas également influencés par cette circonstance.

Le nombre de ceux qui en ressentent les effets est très-limité, ainsi qu'on peut s'en assurer en jetant les yeux sur les chiffres contenus dans le tableau suivant :

RÉGIMENTS.	EFFECTIF.	GOITRES aigus.	ANNÉES.
18e de ligne	780	54	1851
8e —	999	37	1860
27e —	1166	55	1862
1er hussard (1)	664	24	1862
100e de ligne	1858	10	1868
TOTAUX	5635	180	

La moyenne est de un goîtreux sur 31 ou 32 soldats.

Les chiffres qui précèdent démontrent que la très-grande majorité des militaires résistent aux causes prédisposantes des engorgements thyroïdiens, ce qui nous oblige à faire intervenir l'action de l'idiosyncrasie. Nous citerons plus loin des faits importants à l'appui de cette assertion. Nous devons enfin ajouter que le nombre des lycéens et des séminaristes atteints, est très-limité.

(1) Quoique nos études soient particulièrement appuyées sur les statistiques militaires, elles s'appliquent aussi aux élèves des lycées et des séminaires et aux demoiselles des pensions.

INFLUENCE DES SAISONS ET DES VARIATIONS ATMOSPHÉRIQUES. STATISTIQUES MILITAIRES.

Dans les pays de plaines, les brusques changements de température sont plus rares et moins marqués ; les vents sont moins capricieux que dans les pays accidentés ; l'atmosphère s'y renouvelle plus régulièrement.

Au voisinage des montagnes, au contraire, on trouve des vallées profondes, ombreuses et humides, parcourues par des ruisseaux dont l'eau est souvent très-froide. Ces vallées s'ouvrent dans de grands bassins où des collines nombreuses brisent les courants et s'opposent à ce que l'air circule d'une manière égale partout.

Telle est la Limagne d'Auvergne. Lorsque viennent les mois d'octobre et de novembre, ce grand bassin se couvre alors d'une épaisse couche de brouillards, au milieu desquels disparaissent les villes et les villages.

Or, la Limagne est un ancien Léman ou lac desséché dont le fond est rempli de terrains de sédiment et d'alluvions. Ces terrains remués par la culture ou couverts de prairies arrosées par de nombreux cours d'eau, fournissent beaucoup d'humidité. Aussi, lorsque le temps est calme, l'air, chargé de vapeur d'eau, stagne dans les bas-fonds, dans les vallées, au pied des collines, et quand les vents soufflent avec une certaine violence, ils mettent en mouvement cet air humide qui, pendant la mauvaise saison, exerce sur la peau une action réfrigérante très-manifeste.

L'air est plus sec, plus pur et mieux renouvelé dans les parties plates et un peu élevées de la Limagne, qui ne sont pas rendues malsaines par la présence de marais ou de ruisseaux fangeux. Les conditions hygiéniques étant bonnes, le goître y devient très-rare ou disparaît tout-à-fait.

Dans les villages bâtis sur les monticules et les collines calcaires qui existent à l'est des monts Dômes, les habitants sont, comme ceux des vallées, sujets aux engorgements du corps thyroïde : les eaux froides qu'ils boivent, la marche ascendante, l'action des vents d'ouest qui poussent vers eux les brouillards et l'air humide de la plaine arrosée par l'Allier, se réunissent pour favoriser le développement de cette maladie. Nous devons ajouter que pendant l'été, et surtout lorsque les vents du sud et du sud-ouest apparaissent, l'atmosphère devient extrêmement lourde, et pour peu que l'on agisse ou que l'on marche, on transpire abondamment. Au bout de peu de jours, la sueur est permanente chez toutes les personnes d'une constitution faible ; ces sueurs produisent un état d'énervement et de faiblesse qui est, à notre avis, une des circonstances les plus favorables à l'action des causes qui déterminent les goîtres aigus, épidémiques et sporadiques. Il suffit alors que le cou soit exposé à un refroidissement brusque, pour que l'engorgement du corps thyroïde ait de grandes chances de se produire.

Si cette assertion est vraie, c'est pendant les mois d'été ou bien de l'automne, que, dans les années ordinaires, le goître aigu doit se montrer de préférence : l'observation démontre qu'il en est ainsi.

Dans les années hâtivement chaudes, on peut l'observer plus tôt. Enfin, des sueurs exagérées provoquées par des exercices violents, peuvent, si le cou est exposé à des refroidissements brusques, occasionner cette maladie dans toutes les saisons.

Les faits que nous allons relater tendent à démontrer l'exactitude de ces diverses propositions.

En 1851, janvier, février et la première quinzaine de mars sont froids ou pluvieux ; puis la température s'adoucit pour s'abaisser de nouveau du 4 au 8 avril, et se relever ensuite jusqu'à atteindre + 20° vers le 20 de ce dernier mois. Le 28, chute du thermomètre à + 8°,8. Les vents venus de l'est et du sud jusqu'au 2 avril, soufflent alors de l'ouest et du nord, apportant avec eux des pluies abondantes.

Froid, pluie et vent du nord en mai. En juin, journées chaudes, du 12 au 20, et du 27 au 30 ; mais en juillet, on voit encore le thermomètre s'abaisser pendant la nuit à + 8°

ou + 9°, tandis qu'il s'élève le 23 du même mois à + 29°,4, sous l'influence du vent du sud.

Cette élévation de température se maintint jusqu'au 28 août, époque où le thermomètre tombe, durant la nuit, à + 15°,6.

Enfin, la température reste modérée en septembre, et continue sans changements notables jusqu'au 15 octobre ; à ce moment elle s'abaisse, et devient variable.

Nous devons noter ici une circonstance importante. Les promenades militaires ont eu lieu dans le courant de la journée ; elles ont été longues et répétées, ce qui plaçait les soldats dans des conditions favorables à la sueur pendant la marche, à l'action du refroidissement lors de l'arrivée dans les casernes.

Tableau météorologique et statistique de 1851.

18e de ligne. — Effectif, 780 hommes.

MOIS.	DONNÉES MÉTÉOROLOGIQUES.	Fantassins goîtreux.
Mars........	Première moitié, froide; deuxième, chaleurs modérées....	»
Avril........	Première huitaine, froide; du 8 au 20, chaleur.........	3
Mai.........	Un peu froid et pluvieux..........................	»
Juin........	Chaleurs modérées en général; journées chaudes du 12 au 20 et du 27 au 30..........................	»
Juillet........	Température moins élevée au début; plus chaude à la fin.	3
Août........	Les chaleurs continuent; refroidissement après le 28.....	22
Septembre...	Température modérée..........................	11
Octobre.....	Première quinzaine, chaleur modérée; milieu du mois, froid; fin, variable..........................	5
	TOTAL des goîtreux entrés à l'hôpital........	44

En 1860, le printemps fut froid et sec, la température devint plus douce à la fin d'avril, mais il se produisit un refroidissement brusque avant le 20 mai. Ce ne fut qu'à la fin de juin que se firent sentir les premières chaleurs de l'été. Ainsi, le 16 juillet, le vent du sud se prit à souffler, le thermomètre monta à + 31°,3, et à partir de cette époque, une température élevée, rendue plus pénible par la rareté des pluies, se soutint jusqu'en septembre, où elle s'abaissa peu à peu pour faire place au froid, vers le 12 octobre.

Tableau météorologique et statistique de 1860.

8e de ligne. — Effectif, 999 soldats.

MOIS.	DONNÉES MÉTÉOROLOGIQUES.	Fantassins goîtreux.
Mars.......	Mois froid..................................	"
Avril.......	Un peu moins froid que mars..................	"
Mai........	Température douce; refroidissement vers le 20 mai.....	"
Juin.......	Température modérée en commençant; chaude à la fin...	"
Juillet......	Mois très-chaud; le 16, vent du sud..............	"
Août.......	Mois chaud; vent du sud assez fréquent............	49
Septembre...	Abaissement notable de la température............	"
Octobre.....	Température froide après le 12..................	"
	TOTAL (1).............	49

L'épidémie qui a frappé le 8e de ligne en 1860, s'est renouvelée en 1861 avec moins d'intensité :

Nous observons à cette époque :

En mai.......... 1 goîtreux.
En juin.......... 10 —
En juillet......... 1 —

Total...... 12.

L'année 1862 a été exceptionnellement chaude et sèche. Les neiges de l'hiver ont été rares et peu abondantes; les pluies du printemps et de l'été ont été tellement insuffisantes que les sources, dans beaucoup de villages, ont tari, et que la sécheresse a considérablement diminué le rendement des vignes et des céréales.

(1) Halbron. — Rec. des mém. de méd., de chir. et de pharm. milit. Tome XI, 3e série. 1864.

Le 21 mars, le thermomètre qui s'était maintenu depuis le 6, entre + 13° et + 16°, descend tout à coup de + 23° à + 1°,5; et aux vents sud ou sud-ouest, à la sécheresse, succèdent la pluie et le vent du nord; mais cette bourrasque ne dure que deux jours, après quoi reparaissent, et la chaleur et le vent du sud. Puis du 13 au 16 avril, neige fondue, remplacée bientôt par une chaleur intense.

En mai, température variable; vents d'ouest, nord, nord-ouest, sud, sud-ouest; quelques pluies mais encore insuffisantes. Pendant les mois de juin, juillet, août, jusqu'au 17, rien qu'une chaleur accablante qui s'élève le 8 juin à + 32°, et ne s'abaisse pas un seul instant au-dessous de + 18°. Enfin, les pluies arrivent, se succèdent, et peu à peu rafraîchissent l'atmosphère qui, toutefois, ne se laisse complétement refroidir que le 2 novembre.

Tableau météorologique et statistique de 1862.

Effectif du 27e de ligne, 1,166 soldats; du 1er hussards, 664 cavaliers.

MOIS.	DONNÉES MÉTÉOROLOGIQUES.	Etrangers, enfants de troupe goîtreux.	Fantassins goîtreux.	Cavaliers goîtreux.
Mars....	Température chaude du 6 au 20; abaissement après	"	"	"
Avril....	Chaud au commencement et à la fin; froid au milieu	"	"	2
Mai.....	Journées chaudes ou tièdes.........	"	2	"
Juin.....	Généralement chaud	"	19	1
Juillet...	Très-chaud	1	20	4
Août	Chaleurs fortes au début, moindres à la fin	"	8	6
Septembre	Chaleur modérée................	"	2	7
Octobre ..	Abaissement graduel de la température..	1	3	3
Novembre.	Froid après le 2	"	"	"
Décembre.	Froid, surtout au milieu et à la fin....	1	1	1
	TOTAUX	3	53	24

En 1868, température douce au commencement de février, un peu fraîche en mars, meilleure en avril, très-chaude en mai, où le thermomètre, pendant vingt-cinq jours, dépasse + 21°. Juin est supportable, mais juillet et août sont accablants, et pendant tout ce dernier mois le thermomètre, même les jours de pluie, n'est pas descendu au-dessous de + 19°.

La chaleur, quoique plus modérée, dure encore jusqu'au 30 septembre, jour où commencent des pluies qui, aidées par un vent violent, précipitent bientôt le thermomètre à + 4°,8. Il fait réellement froid le 19 octobre.

Tableau météorologique et statistique de 1868.

100e de ligne. — Effectif, 1,858 hommes.

MOIS.	DONNÉES MÉTÉOROLOGIQUES.	Fantassins goîtreux.
Mars......	Un peu froid..................................	1
Avril......	Température plus douce......................	"
Mai.......	Chaud à la fin................................	3
Juin.......	Assez chaud, avec quelques variations.............	1
Juillet......	Chaleurs fortes, accablantes.....................	1
Août.......	Comme juillet..................................	1
Septembre..	Chaleurs un peu moins fortes.....................	2
Octobre.....	Fraîcheurs depuis le 1er........................	1
	TOTAL...............	10

RÉSUMÉ ANALYTIQUE.

Rappelons en quelques mots les faits saillants qui se trouvent disséminés dans l'exposé météorologique et statistique qui précède.

1°. En 1851, les mois de mars et d'avril sont chauds : trois militaires sont atteints du goître en avril ; les chaleurs sont fortes pendant les mois de juillet et d'août. On compte 3 goîtreux en juillet, 22 en août et 11 en septembre ;

2°. En 1860, la température de l'été est très-élevée, le 8me de ligne fournit 49 goîtreux pendant le mois d'août.

3°. 1862 a été une année exceptionnellement chaude depuis le mois de mars jusqu'à la fin d'octobre : l'épidémie a commencé en avril ; elle a atteint son apogée au mois de juillet, mais elle s'est prolongée jusqu'à la fin d'octobre.

Pendant ces trois années, les promenades et les exercices militaires ont eu lieu vers le milieu du jour ou dans la matinée ; les épidémies sont arrivées dans les conditions ordinaires.

En 1868, nous allons nous trouver en présence de résultats exceptionnels qui viennent à l'appui des idées dont nous sommes le défenseur.

L'été et l'automne ont présenté toutes les circonstances qui favorisent le développement du goître : chaleurs très-fortes pendant les mois de mai, de juillet et d'août ; un peu moins élevées en juin et en septembre, puis refroidissement rapide pendant le mois d'octobre. Ces conditions sont précisément celles qui produisent les épidémies goîtreuses, et cependant, un petit nombre seulement de soldats a offert des engorgements du corps thyroïde.

Une particularité exceptionnelle nous permettra d'expliquer cette anomalie.

L'été ayant été très-chaud dans le centre de la France, un ordre est arrivé de Lyon qui a prescrit de consigner les soldats dans les casernes pendant le jour et de faire les exercices à six heures du matin. De cette manière, les militaires n'ont pas été exposés, à l'heure de leurs courses, à l'action d'une température par trop élevée ; les sueurs ont été moins abondantes, la soif moins vive, et le besoin de boire froid moins impérieux. Nous croyons que l'ordre donné par le commandant du 4e corps a été doublement avantageux : il a démontré nettement le rôle que jouent, dans la production du goître épidémique, les promenades et les exercices accomplis pendant les grandes chaleurs de l'été, il a en outre indiqué l'un des moyens les plus efficaces de prévenir le développement de cette maladie.

Avant de présenter au lecteur un tableau d'ensemble résumant les données statistiques et météorologiques consignées dans la première partie de cet article, nous devons faire remarquer que l'entrée des malades à l'hôpital de Clermont a toujours été postérieure d'une, de deux ou de trois semaines, au développement du goître; aussi, bien que la majorité des entrées ait eu lieu au mois d'août, considérons-nous le mois de juillet comme étant, dans les années ordinaires, l'un des mois pendant lesquels se développent le plus souvent les engorgements du corps thyroïde.

Résumé statistique.

Goîtreux observés à l'Hôtel-Dieu de Clermont (1).

MOIS.	18e de ligne. 1851	8e de ligne. 1860	8e de ligne. 1861	27e de ligne. 1862	1er hussards. 1862	100e de ligne 1868	TOTAUX.
Mars....	"	"	"	"	"	1	1
Avril....	3	"	"	"	2	"	5
Mai.....	"	"	1	2	"	3	6
Juin....	"	"	10	19	1	1	31
Juillet...	3	"	1	20	4	1	29
Août....	22	49	"	8	6	1	86
Septembre	11	"	"	2	7	2	22
Octobre..	5	"	"	3	3	1	12
Novembre.	"	"	"	"	"	"	"
Décembre.	"	"	"	1	1	"	2
TOTAUX..	44	49	12	55	24	10	194

Examinons maintenant si les statistiques recueillies dans d'autres villes, concordent avec celles dont nous avons réuni les éléments à Clermont.

(1) Ce tableau, en ce qui concerne le 18e et le 8e de ligne et le 1er hussard; le 27e et le 100e de ligne; comprend seulement les malades qui ont été traités à l'Hôtel-Dieu.

Tableau statistique des épidémies de goître observées dans d'autres villes que Clermont.

MOIS.	Conseil de santé (1). Briançon.		CHEVALIER (2). Briançon.		COLLIN (3). Briançon.	LARIVIÈRE (4). Briançon.	COLLIN (5). Briançon.		BERNIER (6). Neufbrisach.	ARTIGUES (7). Besançon.	TELLIER (8). Neufbrisach.	GOUGET (9). Colmar.		HANSEN (10). Colmar.	TOTAUX.
	1825	1826	1826	1827	1831	1837	1860	1861	1847	1853	1858	1861	1861	1859	
Janvier. .	"	18	"	1	"	"	"	1	"	"	"	"	"	"	20
Février. .	"	6	"	4	"	"	"	1	"	"	"	3	"	"	14
Mars. . . .	"	1	"	2	"	"	"	"	"	"	"	2	"	"	5
Avril . . .	"	"	"	9	2	"	"	"	3	"	»	6	"	2	22
Mai. . . .	1	"	"	13	"	"	1	"	4	1	"	10	49	66	145
Juin. . . .	1	"	"	15	"	"	3	"	8	6	"	2	31	41	109
Juillet. . .	3	"	"	31	5	4	1	"	"	"	1	"	"	"	45
Août. . . .	14	"	"	22	4	5	9	"	"	9	3	"	"	"	66
Septembre	23	"	"	13	2	44	25	"	"	4	7	"	"	"	118
Octobre. .	31	"	"	16	2	5	6	"	"	"	1	"	"	"	61
Novembre.	26	"	3	"	5	"	1	"	"	"	1	"	"	"	36
Décembre.	20	"	5	"	"	"	2	"	"	"	1	"	"	"	28
TOTAUX.	119	25	8	126	20	58	50	2	15	20	14	23	80	109	669

(1) Conseil de santé. Rec. des mém. de méd. chir. et pharm. milit., tome XII, 2e série, 1853. — (2) Chevalier. Rec. *id.*, tome XXIX, 1re série, 1830. — (3) Collin. Rec. *id.*, tome XII, 2e série, 1853. — (4) Larivière. Rec. *id.*, tome II, 3e série, 1859. — (5) Collin. Rec. *id.*, tome VI, 3e série, 1861. — (6) Bernier. Rec. *id.*, tome XII, 2e série, 1853. — (7) Artigues. Rec. *id.*, tome XIII, 2e série, 1854. — (8) Tellier. Rec. *id.*, tome III, 3e série, 1860. — (9) Gouget. Rec. *id.*, tome VII, 3e série, 1862. — (10) Hansen. Rec. *id.*, tome XI, 3e série, 1864.

Nous devons ajouter aux chiffres contenus dans ce tableau, ceux qui ont été publiés par M. Rozan dans la relation d'une épidémie qu'il a observée à Briançon. Cette épidémie s'est montrée au mois de janvier 1863, chez des soldats qui étaient en séjour dans cette garnison depuis trois mois.

Le docteur Rozan attribue l'apparition du goître aigu en hiver aux corvées exceptionnelles dans les neiges, au refroidissement des pieds, aux exercices pénibles, et surtout aux essoufflements répétés auxquels les troupes, trop peu nombreuses, ont été exposées.

On a compté 21 goîtreux en janvier, et 9 en février.

			effectif	élévation des lieux.
La garnison de Briançon a fourni	3	goîtreux	302	1250 m.
— du Château	8	id.	112	1400
— du fort des Têtes	19	id.	121	1700

Si nous résumons maintenant les données fournies par les deux tableaux qui précèdent, nous sommes autorisé à dire que, dans la majorité des cas, les goîtres se montrent aux époques les plus chaudes de l'année ou immédiatement après. Les résultats anormaux signalés dans le Recueil des mémoires de médecine et de chirurgie militaires seraient probablement faciles à expliquer, si l'on avait donné des renseignements exacts et complets sur les circonstances au milieu desquelles les goîtres ont débuté et sur l'époque réelle de leur apparition. Quelques-uns de ces désidérata ont été indiqués par l'un des médecins qui ont observé l'épidémie de Colmar; nous allons les reproduire.

« Le 17 février 1861, un premier cas de goître fut envoyé à l'hôpital; le 13 mars, un second cas nécessita la même mesure. Ces deux cas pouvaient être considérés comme sporadiques, bien que, si l'on s'en rapporte aux renseignements fournis par les hommes entrés plus tard à l'hôpital, il y eût déjà un certain nombre de goîtreux au régiment, puisque quelques-uns accusèrent deux, trois, et même quatre mois d'invasion. Mais l'infirmité dont ils étaient atteints ne leur causant aucune souffrance, ce ne fut que lorsque, par les progrès de l'engorgement thyroïdien, ils éprouvèrent de la difficulté à boucler leur col et à agrafer leur habit, qu'ils réclamèrent les secours qu'exigeait leur état (1). »

Dans son exposé des causes qui peuvent déterminer l'apparition du goître aigu à Colmar, le docteur Hansen a donné des détails intéressants sur l'épidémie qu'il a observée dans le département du Haut-Rhin.

« Colmar, dit ce médecin, est située presque au centre d'un bassin qui, limité à l'ouest par les Vosges, au sud par le Jura, et à l'est par la forêt Noire et les montagnes de la Suisse, est ouvert complétement aux vents froids du nord et du nord-est qui nous arrivent sans obstacle de l'Allemagne. Ce sont ces deux derniers vents qui ont constamment soufflé avec beaucoup d'intensité jusque vers la deuxième quinzaine de mai, où tout à coup, ils furent remplacés par le vent du sud et du sud-ouest; jusque-là la température avait toujours été froide et sèche, et l'air chargé de poussière; la sécheresse était si grande pendant cette époque de l'année, que la culture en souffrait beaucoup. C'est après ce changement brusque de vent, et pendant qu'une chaleur aussi subite qu'intense pour le climat et la saison se manifestait, que j'ai pu observer l'apparition soudaine du goître parmi les cavaliers des classes 57-58, et chez quelques autres. »

Après avoir signalé la gêne mécanique occasionnée par le col-cravate trop serré, sur la circulation du sang dans les veines jugulaires et thyroïdiennes, M. Hansen ajoute :

« Il faut noter aussi, comme cause prédisposante, l'imprudence invétérée chez le soldat, d'exposer le haut du corps couvert de sueur à un courant d'air en descendant de cheval, sans même prendre la précaution vulgaire d'essuyer le cou et le thorax avec un linge sec. Dans cette circonstance un refroidissement subit peut se manifester; la circulation du sang qui cherchait à reprendre son cours normal quand l'obstacle qui s'y opposait était levé, trouve dans ce refroidissement des

(1) Docteur Gouget, 1862.

entraves nouvelles capables d'entretenir la stase sanguine, surtout quand l'homme est assez imprudent pour boire de l'eau froide dans ce moment, comme cela arrive si fréquemment. C'est ainsi que je me rends compte de la formation du goître aigu qui régnait à l'époque indiquée, c'est-à-dire, au mois de mai et au commencement de juin, avec une si grande fréquence, au 5me cuirassiers. »

Nous devons encore ajouter que l'épidémie une fois développée, les causes qui la produisent peuvent continuer d'exercer leur influence pendant l'hiver qui suit et même après un changement de garnison. Nous le répétons, sauf quelques exceptions qui sont signalées dans des documents très-incomplets et qui rentreraient peut-être dans la règle si les auteurs avaient fourni des renseignements précis sur la météorologie et la topographie des lieux habités par les soldats, sur l'époque, la fréquence et la nature des exercices, sur l'étendue des promenades et sur les autres causes que nous avons indiquées ou que nous étudierons dans les chapitres qui vont suivre, les épidémies de goître se montrent pendant la durée ou à la suite des chaleurs de l'été.

INFLUENCE DES PROMENADES ET DES EXERCICES MILITAIRES. INFLUENCE DES VÊTEMENTS.

Les promenades militaires longues et répétées, faites avec armes et bagages, vers le milieu du jour, pendant les saisons chaudes, sont des causes de sueurs et de débilité qui frappent surtout les hommes faibles de la garnison.

La marche ascendante, qui augmente nécessairement les phénomènes que nous venons de signaler, a de plus l'inconvénient, chez beaucoup de soldats, de congestionner les poumons, le cou, la tête et spécialement le tissu du corps thyroïde. Cette glande, une fois congestionnée, se trouve dans des conditions qui favorisent l'action des causes déterminantes du goître.

Ces mêmes congestions se produisent chez les individus qui

se livrent à des exercices exigeant des efforts répétés. Elles peuvent se compliquer d'une stase mécanique lorsque le col de la tunique, trop serré, comprime près de leurs terminaisons les veines jugulaires antérieures et jugulaires externes.

Liégeois, dans sa thèse pour l'agrégation, explique très-bien le mécanisme de cette congestion : « La thyroïde, dit-il, éprouve des changements de volume qui sont déterminés par l'afflux du sang dans les vaisseaux. Cette turgescence se produit toutes les fois que, dans un effort violent, l'expiration tend à repousser de la cage thoracique le sang contenu dans les grosses veines du cou; toutes les fois aussi que la respiration est gênée. » Il rapporte ensuite les expériences faites par Lalouette et Magnus sur les chiens mis à mort après avoir été forcés à la course. Dans ces cas, la thyroïde était toujours gorgée de sang, et cet état de turgescence ne disparaissait que lorsque la respiration et la circulation étaient revenues à l'état normal (1).

Le col-cravate qui est peu perméable, doublé du col de la tunique, a l'inconvénient de provoquer une sueur exagérée autour du cou et d'augmenter les effets du refroidissement lorsque les soldats, rentrés dans les chambrées, se débarrassent de leurs vêtements et s'exposent à l'action des courants d'air.

L'influence du plus grand nombre des causes que nous venons de signaler a été admise par les chirurgiens et les médecins les plus autorisés à traiter de pareilles questions, et spécialement par MM. Chevalier, Collin, Hansen, Halbron, qui ont si consciencieusement étudié les épidémies de goître dont ils ont fait l'histoire. MM. Larrey, Lanel et Tellier font jouer un rôle important à la pression exercée par le col-cravate et à la transpiration supprimée par un brusque refroidissement, lorsque le soldat en sueur met son cou à nu au retour des exercices.

Le passage suivant, emprunté à M. Gérard, achèvera de mettre en relief l'action des promenades faites au milieu du jour pendant les chaleurs de l'été : « Ce n'est qu'à la fin

(1) M. Thibaud. Thèse sur le goître épidémique. Paris, 1867.

du mois d'août, dit ce docteur, qu'on a observé les goîtres en grand nombre. A cette époque, le régiment faisait deux fois par semaine de longues marches militaires dans les montagnes qui environnent Besançon. C'est à la suite de ces fatigues que nous vîmes les fantassins, atteints du goître, venir chercher la guérison à l'hôpital. Les marches et les manœuvres cessèrent, et les goîtres disparurent. »

M. Rozan, dans son Étude sur l'étiologie du goître, attribue une grande importance aux exercices pénibles auxquels sont soumis les soldats casernés à Briançon et dans les forts voisins, car il suppose que cette maladie peut, quand on exagère les causes de fatigue, se manifester à toutes les époques de l'année.

INFLUENCE DE LA TEMPÉRATURE DE L'EAU POTABLE (1); DES COURANTS D'AIR.

Les faits observés par M. Lavort sont si nettement exposés, les conclusions à en tirer sont si claires et si positives, que nous croyons devoir placer en tête de cet article un extrait de son intéressant mémoire.

« Pendant l'été de 1822, écrit ce professeur (2), il se manifesta parmi les élèves du collége de Clermont-Ferrand, un grand nombre de goîtres. Dans l'espace de quelques jours, cinquante de ces élèves se présentèrent au médecin de l'établissement avec des goîtres plus ou moins gros. Ces goîtres étaient un peu douloureux, et semblaient avoir le caractère aigu. Le médecin, recherchant quelle pouvait être la cause d'une pareille épidémie se manifestant chez des jeunes gens bien tenus, soumis à un bon régime, logés gaîment dans un

(1) Quelques auteurs anciens ont attribué avec raison le goître à l'action de l'eau froide, mais cette opinion a été complétement abandonnée par les auteurs modernes. (Voir Rullier, article *Goître*).

(2) Ancien professeur de clinique à l'Ecole secondaire de médecine, et médecin du collége de Clermont. — Le travail de M. Lavort était écrit de sa main. — Voir la note sur les goîtres estival, épidémique et variqueux du docteur Nivet. Annales de l'Auvergne, janvier 1852.

établissement très-salubre, pensa que cette épidémie pourrait bien avoir pour cause l'usage qu'avaient contracté ces élèves d'aller boire au robinet d'une fontaine (temp. + 11° centig.), le cou tendu, la tête fortement portée en arrière, et cela durant les récréations, c'est-à-dire, étant couverts de sueur, et pendant qu'ils se livraient à des jeux et à des exercices plus ou moins violents. Cédant à cette pensée, s'appuyant un peu sur les préventions populaires, ce médecin demanda et obtint du Proviseur du collége que le robinet de cette fontaine fût fermé, et cessât d'être à la disposition des élèves.

» La mesure ayant été maintenue avec une exactitude sévère, et les élèves ayant à leur disposition pour se désaltérer, pendant l'été, de l'eau conservée dans des cruches, et à laquelle on mêlait une petite quantité de vinaigre, le nombre des goîtres a sensiblement diminué parmi eux. »

M. Chevalier, qui ne connaissait certainement pas le mémoire de Lavort, a publié en 1830 un travail important sur la question qui nous occupe. Cet auteur, après avoir fait remarquer que l'engorgement du corps thyroïde est endémique à Briançon comme dans tous les endroits où de hautes montagnes s'opposent à la ventilation et où l'humidité et les émanations qui s'élèvent du fond des gorges et des vallées séjournent constamment, ajoute :

« Les exercices faits par les soldats dans de telles circonstances, enveloppés qu'ils sont de vêtements étroits principalement autour du cou, donnent lieu à l'accélération de la respiration et de la circulation causée par l'excessive chaleur et la fatigue qu'occasionne le transport des fardeaux sur les chemins souvent en pente rapide, et font accumuler le sang vers la tête.

» Dans cet état, ils n'ont qu'à se débarrasser sans précaution de leur habit et de leur col, et à boire imprudemment quelques verres d'eau glacée, pour que le corps thyroïde, exposé ainsi à un froid assez vif au moment où son tissu contient beaucoup de sang, soit aussitôt le siége d'une irritation qui constitue la thyroïdite. »

Les faits observés par nous en 1851, concordent parfaitement avec ceux qui ont été consignés dans les mémoires de MM. Lavort et Chevalier.

L'été de 1851 a été très-chaud, les vents du sud ont soufflé fréquemment; le temps a été souvent lourd et couvert; on a fait exécuter aux militaires de nombreuses et longues promenades sur les grandes routes dont les unes sont en plaine et les autres offrent des pentes fortement inclinées; à la suite de ces courses fatigantes, 54 soldats du 18e de ligne ont été atteints de goître aigu et 44 sont entrés à l'Hôtel-Dieu dans la salle militaire qui faisait partie du service de clinique dont nous étions chargé à cette époque.

Nous avons visité les casernes et les chambrées; nous nous sommes informé avec soin des causes présumées de cette maladie; nous n'avons rien trouvé dans les bâtiments et dans leur entourage, non plus que dans la nourriture, qui ait pu expliquer l'apparition de cette épidémie.

Mais nous avons pu nous assurer qu'au retour des exercices et des promenades faites à l'ardeur du soleil, les soldats rentraient tout en sueur dans les chambrées dont ils ouvraient les fenêtres; qu'ils enlevaient leur col-cravate et leur tunique; qu'ils allaient dans la cour chercher de l'eau dont la température habituelle n'excède pas + 11° et qu'ils buvaient ensuite cette eau froide à la régalade jusqu'à satiété.

Ils s'exposaient ainsi à un refroidissement brusque, extérieur et intérieur. Telle est la cause à laquelle nous avons attribué l'épidémie que nous avons décrite avec le concours du docteur Menuau.

Si cette opinion était vraie, les fantassins et les artilleurs devaient présenter plus de goîtres que les cavaliers. C'est précisément ce qui est arrivé: le 18e de ligne qui comptait 780 soldats a fourni 54 goîtreux; les artilleurs, au nombre de 110 et dont les exercices sont fatigants, ont eu 7 cas du même genre; les cavaliers n'en ont eu aucun, et cependant ils habitaient la caserne de la Sellette qui est plus froide que celle du Séminaire.

Le grand nombre de militaires exposés aux refroidissements

signalés, comparé à celui des goîtreux, nous oblige à invoquer, comme dans toutes les épidémies, l'influence des prédispositions individuelles, de l'idiosyncrasie.

D'autres épidémies ont été observées par nous à l'Hôtel-Dieu en 1860 et 1862; leurs causes ont été les mêmes que celles de l'épidémie de 1851.

M. Gérard, dans sa Note sur le goître aigu de Besançon, s'exprime ainsi : « Après avoir interrogé les soldats sur les circonstances auxquelles ils attribuent le développement du goître, nous avons trouvé que la cause la plus commune était l'action de l'eau froide bue lorsque le corps est couvert de sueur et dans l'attitude d'un homme ayant le cou fortement tendu et la tête renversée en arrière, c'est-à-dire quand l'eau est bue à la régalade.

» Un artilleur après ses manœuvres de force, un fantassin après une marche faite dans les montagnes, arrive dans sa chambrée le corps couvert de sueur ; aussitôt il déboutonne sa veste, enlève son col, prend une cruche pleine d'eau, l'élève à la hauteur de sa bouche et boit ainsi à longs traits.

» Chez plusieurs militaires, nous avons constaté que le goître s'était développé quelques heures après l'ingestion de l'eau froide.

» Pourtant on peut penser que l'excessive humidité qui règne une grande partie de l'année à Besançon, que les variations brusques de température qu'on y observe fréquemment, contribuent beaucoup à développer la prédisposition au goître. »

M. Gérard est convaincu que cette prédisposition, quelle qu'en soit la cause, préexiste chez les soldats atteints.

Le docteur Halbron, qui a raconté l'histoire d'une épidémie observée par lui en 1862 à Clermont-Ferrand, pense aussi que les ascensions pénibles faites par des hommes chargés de leur sac et de leurs armes pour aller à la cible, en promenade ou à l'exercice, dans des chemins ou des rues à pentes roides, congestionne la glande thyroïde. Il pense encore que l'habitude de quitter sans précautions la tunique et le col-cravate et de boire de l'eau froide pendant que le corps est en sueur, peut produire une irritation de cette glande.

Le même auteur termine en disant que les exercices et les manœuvres se faisant d'une manière plus suivie à l'approche des inspections générales, le surcroît de fatigue provoque l'apparition du goître à cette époque.

Tous les efforts, toutes les tractions violentes, l'action des courants d'air et de l'eau froide sur le corps en sueur, sont également rangés par le docteur Artigues, parmi les causes du goître aigu.

Le baron H. Larrey dit avoir vu assez souvent des militaires atteints d'engorgements aigus de la glande thyroïde. Ces engorgements lui ont paru provenir d'une double cause. Voici en général, comment les choses se passent : « C'est sur des hommes venant de la campagne et récemment incorporés, qu'on observe cet engorgement. Ces hommes, habitués jusque-là à avoir le cou nu, se trouvent astreints à avoir la tête relevée et le cou comprimé par un col raide et souvent étroit, et par le col de l'habit lui-même. Or, sitôt que ces hommes arrivent à un lieu de repos après une marche ou un service qui les ont mis en sueur, ils n'ont rien de plus pressé que de dégrafer leur habit et d'enlever leur col, exposant ainsi à des courants d'air froid leur cou en sueur. De là une double cause d'engorgement de la glande thyroïde, une compression à laquelle ces hommes ne sont pas habitués et une transpiration supprimée par un brusque refroidissement (1). »

Nous croyons devoir rapprocher des faits exposés précédemment, quelques observations de goître aigu sporadique qui démontrent avec quelle rapidité l'ingestion de l'eau froide détermine, chez certaines personnes, l'engorgement aigu du corps thyroïde.

En 1842 une jeune dame, originaire du Bourbonnais, d'une constitution lymphatique, vint habiter à Clermont, un rez-de-

(1) Séance de la Société de chirurgie (mars 1853), dans *Union médicale* 1853, page 136.

chaussée dont les croisées s'ouvraient sur une rue étroite et humide. Un an après, c'était au mois de juillet, pendant une longue promenade qu'elle fit dans les vallées de Royat et de Fontanat, elle but à plusieurs reprises de l'eau des sources de Fontanat, eau qui marque + 10° à + 11° centigrades. Le soir même, elle ressentit au cou une douleur sourde qui fut suivie d'un gonflement rapide de la totalité du corps thyroïde.

Le lendemain, cette glande avait doublé de volume; elle était un peu douloureuse au toucher. La maladie a guéri en peu de temps (docteur Nivet).

En 1862, année exceptionnellement chaude, le 12 septembre, le jeune F..., âgé de 16 ans, est venu nous consulter pour un goître qui le gênait depuis trois semaines.

Ce jeune homme d'une constitution faible, d'un tempérament lymphatique, offre des symptômes manifestes d'anémie. Le bruit carotidien est sonore et doux.

La tumeur formée par le corps thyroïde qui est engorgé en entier, est molle, peu saillante. Mais le cou est très-large : sa circonférence, au niveau de la partie la plus volumineuse de la tumeur, est de 0,37 centimètres, le côté droit est un peu plus gros que le gauche.

F... nous dit que durant son travail qui est fatigant, il a soif, il sue et ôte sa cravate. Il a souvent bu de grandes quantités d'eau froide lorsqu'il était en sueur. Le sirop de proto-iodure de fer et la pommade iodurée ont fait cesser cette maladie au bout de six semaines (docteur Nivet).

Pendant l'été de 1869, Mlle D..., âgée de 26 à 28 ans, d'une constitution molle, a été atteinte d'une névralgie qui a duré peu de temps. Elle ne souffrait plus que d'une dyspepsie légère lorsque, ayant pensé que son métier de couturière entretenait cette indisposition, elle accepta une place de cuisinière dans une maison dont le personnel était assez nombreux.

La chaleur du fourneau, un travail pénible ne tardèrent pas à provoquer chez elle des sueurs abondantes et une soif vive. Ne pouvant résister au besoin de boire, elle avalait de grands verres d'eau fraîche qui lui faisaient mal *au gosier* et *à l'estomac*.

Au bout de huit jours de ce régime, elle s'aperçut que sa guimpe la gênait, et que son cou devenait plus gros qu'il n'était d'habitude. Quinze jours après, la gêne ayant augmenté graduellement, elle vint nous trouver. Les trois lobes du corps thyroïde étaient tuméfiés; mais le droit l'était proportionnellement plus que les autres; il formait une saillie qui égalait la moitié d'un œuf de dinde; la circonférence du cou mesurait 0,35 centimètres. La tumeur était indolente et un peu molle.

Traitement : sirop d'iodure de potassium; pommade iodurée. (Nous n'avons pas revu cette malade, nous ignorons si elle est guérie).

L'observation du fusilier Behr, recueillie par M. Artigues, est assez importante pour mériter une mention spéciale.

« Behr, soldat au 58e régiment de ligne, âgé de 30 ans, d'une bonne constitution, est né à Languelsheim (Moselle). En novembre 1845, ce fantassin, après un mois de séjour dans la garnison de Clermont, éprouva un gonflement de la glande thyroïde qui guérit en quinze jours.

» De 1846 à 1847 point de goître; en novembre 1848, nouvelle atteinte. Guéri en décembre, il quitta le régiment.

» Admis comme remplaçant en 1850, il arriva en bon état à Besançon, au mois d'octobre 1852.

» Le 1er septembre 1853, son régiment fit une marche militaire dans les montagnes qui environnent la ville. Lorsque Behr rentra à la caserne, il était couvert de sueur; il quitta sa veste, prit une cruche pleine d'eau, l'éleva à la hauteur de sa bouche, et but à longs traits. Quatre ou cinq jours après, non-seulement le goître reparut, mais une glande lymphatique placée immédiatement à la partie inférieure du lobe droit de la glande thyroïde, s'engorgea considérablement. »

« Dans cette observation, l'action de l'eau agissant, non par sa qualité, mais par sa température est, pour ainsi dire saisie au moment où elle apporte le désordre dans le système lymphatique. » (Docteur Artigues).

On trouve dans le Recueil des mémoires de médecine et de chirurgie militaires une note que nous croyons devoir signaler : « On raconte, dit l'auteur, qu'il existe dans le pays (Briançon), des gens qui, à tort ou à raison, passent pour faire naître rapidement le goître chez les jeunes gens appelés par la conscription. Pour arriver à ce but, il paraît qu'ils conseillent de boire beaucoup d'eau, de faire des courses dans les montagnes avec un fardeau sur les épaules, le cou serré dans une cravate au-dessus du corps thyroïde (1). »

L'action du refroidissement est également très-manifeste chez les jeunes gens observés par le docteur Dourif au petit-séminaire de Clermont.

« Le 26 juin 1863, les élèves d'un établissement important vont, au retour de la promenade, se désaltérer à la fontaine située dans la cour.

» Le surlendemain, l'un d'eux, le nommé V... se présente à l'infirmerie et se plaint de ne pouvoir boutonner sa chemise. En effet, on constate à première vue un tel gonflement de la glande thyroïde que le bouton de la chemise est éloigné de sa boutonnière de trois centimètres. L'enfant va, du reste, très-bien, et souffre peu de la partie engorgée. Instruit par l'expérience des années précédentes, je rassure le malade, et le renvoie dans la cour après avoir fait envelopper son cou d'un collier d'ouate.

» Le lendemain ce jeune homme revient avec cinq de ses camarades qui se plaignent de gonflement du cou; mais chez quatre d'entre eux, il n'existe rien de bien notable. Quant au cinquième, M. de Ch..., il offre un engorgement très-manifeste de la glande thyroïde avec écartement de deux centimètres environ entre les extrémités du col de la chemise. Un collier de ouate est appliqué comme dans le cas précédent, et le malade continue de suivre les exercices de la maison. Or, sous l'influence de ce traitement fort simple, grâce à la température

(1) Grelois, Recueil des mém. de méd., de chir. et de ph. militaires. Tom. II, 3e série, 1859.

élevée qui règne en ce moment, une transpiration abondante s'établit, et trois jours après, les deux malades boutonnent aisément leur chemise : ils sont parfaitement guéris.

» Pour éviter la reproduction de pareils accidents ; on a, dit M. Dourif, *sur ma demande, arrêté l'eau des fontaines au retour de la promenade, et aucun autre cas ne s'est produit.* »

Le fait que nous allons citer est encore plus extraordinaire que ceux qui précèdent :

Mlle R., âgée de 15 ans et quelques mois, blonde et rose, présente une augmentation du volume du corps thyroïde qu'il est difficile de ne pas remarquer, mais qui n'a rien de désagréable.

Cette demoiselle a les globes oculaires volumineux et saillants. M. Cros qui a publié cette observation dans la *Gazette* hebdomadaire de médecine et de chirurgie de Paris, revoit sa malade plus tard, et la trouve guérie de son goître.

Depuis cinq ou six jours, cette jeune personne se trouvant en fête, avait bu très-peu d'eau, et avait pris par compensation d'assez grandes quantités de vin pur. Elle dit à M. Cros que deux ou trois verres d'eau suffisaient pour faire grossir son petit goître presque à vue d'œil, et qu'elle avait souvent remarqué cela. — Nous laissons parler M. Cros :

« Je la fis venir chez moi pour mieux l'observer, elle y est restée plusieurs jours. C'est ainsi que j'ai pu constater ce qui suit :

« Premier jour. Mlle R... prend quatre ou cinq grands verres d'eau toutes les heures. A deux heures, le goître a repris son volume habituel, c'est-à-dire qu'on aperçoit très-bien la saillie qu'il détermine à la région antérieure et inférieure du cou. L'exophthalmie devient plus marquée. A 4 heures, le goître paraît avoir acquis plus de volume. Dans certaines positions du cou il est très-apparent. L'exophthalmie est très-forte ; les yeux deviennent larmoyants. A six heures, au dîner, plusieurs verres d'eau sont avalés coup sur coup. L'appétit est presque nul. Après le repas, le goître est plus volumineux que jamais... (1). »

(1) Gazette hebd. de méd. et de chir. de Paris. 1862, 29 août et 26 septembre.

Nous savons que MM. Lavort, Chevalier, Nivet, Artigues, Gérard et Dourif, considèrent l'eau froide comme étant une cause active de goître.

M. Gouget n'est pas de cet avis. Voici ce qu'il écrit à ce propos : « Mais si cette cause est aussi commune et d'une évidence aussi grande que l'assurent MM. Gérard et Artigues, il faut convenir par contre que sa puissance est loin d'être aussi grande ; puisque sur une garnison de 2907 hommes, elle n'est pas arrivée à produire quinze goîtreux (1). »

L'objection de M. Gouget nous paraît bien irréfléchie ; il n'a pas songé que son raisonnement, appliqué à un grand nombre de maladies, détruirait, d'un seul coup, une grande partie des données étiologiques admises par tous les médecins. Citons quelques exemples :

Une population de deux mille âmes habite un village placé au milieu d'un pays marécageux ; elle présente seulement 25 ou 30 fièvres intermittentes. On peut dire, si l'on adopte la manière de voir de M. Gouget, que ces maladies n'ont pas été produites par les miasmes du marais voisin.

Autre exemple : deux cents hommes de troupe, après avoir fait 40 kilomètres dans une journée, sont obligés, alors qu'un grand nombre est en sueur, de séjourner sur la place d'Espagne, qui est au nord de la ville de Clermont, par une pluie fine et un vent assez vif ; plusieurs soldats sont atteints de pleurésies ou de pneumonie, d'autres de maux de gorge ou de rhumatismes ; un dixième seulement des soldats entre à l'hôpital. On aurait le droit, vu le petit nombre des individus atteints, de supposer que le refroidissement éprouvé par eux est étranger à la production de leurs maladies.

Nous ne pouvons accepter de semblables conclusions.

INFLUENCE DE LA COMPOSITION CHIMIQUE DE L'EAU POTABLE

L'eau potable de Riom est suffisamment aérée, elle vient des sources *sous-laviques* de Saint-Genès. Ces sources se

(1) Rapport de 1862.

réunissent dans un réservoir découvert avant de s'engager dans les tuyaux de conduite. Cette eau a été analysée par M. Lamotte, professeur adjoint à l'Ecole de médecine et de pharmacie de Clermont. Ce chimiste a obtenu comme chiffre maximum, par litre d'eau, huit centigrammes de sels solubles et insolubles. Les substances solubles dans l'alcool pesaient 0 gr., 02 ; les substances solubles dans l'eau 0 gr., 01 ; les substances insolubles 0 gr., 05.

Il résulte de cette analyse et des réactions signalées par son auteur, que les eaux des fontaines de Riom contiennent des traces de chlorure de sodium ainsi que des quantités minimes de sels de chaux, d'oxide de fer et de silice.

L'eau potable de Clermont vient des sources qui s'échappent des brisures de la lave à côté de la grotte de Royat ; sa température prise à sa sortie des fontaines, est en moyenne de + 11° à + 12° centigrades (1). Sa saveur est agréable, elle cuit bien les légumes et dissout très-bien le savon ; elle est d'une digestion facile.

D'après Robiquet, qui avait bien voulu nous indiquer le résultat de ses recherches, elle ne renferme pas de sulfate, et elle contient des traces de chlorures.

Il résulte des expériences que nous avons faites, il y a quelques années, que ces eaux fournissent dix centigrammes de substances salines par litre d'eau. Ce résidu est composé d'une quantité minime de chlorure de sodium, de sels de chaux, de bicarbonate de fer, d'acide silicique, et d'un peu de matière organique.

Nous avons l'espérance de publier à la fin de cet ouvrage, une analyse plus exacte des eaux potables de Royat ; mais nous pouvons, dès à présent, affirmer que leur composition chimique est complétement étrangère à la production du goître aigu épidémique.

Les expériences de M. Petrequin tendent à démontrer que l'eau de Clermont tient en dissolution 22 centimètres

(1) Nous n'avons pas tenu compte de la température de l'eau qui pendant l'été, sort des bornes-fontaines ou des fontaines en fonte.

cubes d'air mêlé d'acide carbonique (1) ; d'après M. Bergouhnioux, l'habile préparateur de l'École de médecine et de pharmacie, la proportion de l'air également mêlé d'acide carbonique est de 25 à 26^{cc} par litre d'eau.

Jusqu'à présent on n'a point reconnu la présence de l'iode dans les eaux que nous venons d'étudier ; mais nous ne pouvons admettre que cette absence d'iode soit la cause des engorgements thyroïdiens aigus observés chez les militaires et les collégiens de Clermont. Elle ne pourrait certainement pas produire, en aussi peu de temps, des goîtres aussi nombreux.

D'autre part, l'iode manque dans les eaux potables de beaucoup de communes où le goître n'existe pas. Ainsi, à Cisternes-la-Forêt, point de goître, point d'iode dans les eaux potables ; à Pontaumur et à Thedde, très-peu de goîtreux, point d'iode dans les eaux (2).

Il existe sur les plateaux élevés des Alpes, plusieurs villages qui appartenaient autrefois aux provinces du Faucigny, de la Maurienne et de la Tarentaise, où les goîtres manquent, et cependant M. Chatain assure : que « sur les sommets et dans les vallées des Alpes l'air et toutes les eaux douces sont également pauvres en iode (3). »

Nous citerons parmi ces villages : Châtillon, Combloux, Onion, Albanne, Mont-Rond, Bessans, Bonneval et Les-Chapelles.

D'ailleurs, il nous semble difficile, en faisant intervenir uniquement l'absence de l'iode, d'expliquer la formation des goîtres qui se multiplient parmi les élèves du collége lorsque le robinet d'eau froide de la cour des récréations est ouvert, et qui diminuent sensiblement quand on ferme ce robinet, et

(1) Recherches sur les eaux potables de Clermont. *Annales d'hygiène et de médecine*, 1871, tom. XXXVII, première partie. D'après M. Petrequin, les 22 centimètres cubes de gaz représentent 14^{cc} d'air très-oxygéné, et 8^{cc} d'acide carbonique. (pag. 16 et 25).

(2) L'absence de l'iode dans les eaux des diverses localités citées ici a été constatée par M. Gonod fils, pharmacien à Clermont.

(3) Compte-rendu de l'Académie des sciences de Paris, du 5 janvier 1852.

qu'on fait boire aux mêmes élèves de l'eau qui a été conservée dans des cruches où elle a dû se réchauffer un peu.

Que l'absence d'iode soit classée parmi les causes prédisposantes du goître aigu, soit; mais nous ne pouvons admettre qu'elle doive être rangée parmi les causes actives, déterminantes des engorgements rapides du corps thyroïdien (1).

INFLUENCE DE L'ALIMENTATION.

A Clermont, la nourriture des soldats est bonne; ils ont de fréquentes occasions de boire du vin pendant toute l'année, et ils en profitent. L'administration leur accorde en outre une ration de vin pendant la saison chaude au lieu de leur donner de l'eau-de-vie.

Nous n'avons aucun motif de penser que les aliments, même en les supposant privés d'iode, soient pour quelque chose dans la production du goître épidémique.

INFLUENCE DU LIEU DE NAISSANCE.

Les tableaux dans lesquels on a signalé le lieu de naissance des soldats goîtreux, ne sont point accompagnés de l'indication du nombre des militaires présents au corps et nés dans le même pays, il en résulte que ces données statistiques incomplètes n'ont aucune valeur scientifique. Ainsi on trouve dans le tableau de M. Gouget, qu'un seul militaire né dans les Hautes-Alpes, a été atteint, et l'on sait que dans cette contrée le goître héréditaire est très-fréquent. Neuf soldats venant du Tarn ont été affectés; or, les goîtres sont très-rares dans ce dernier département.

INFLUENCE DE L'HÉRÉDITÉ.

Lorsque le goître est héréditaire dans la famille d'un soldat, on est naturellement autorisé à supposer qu'il est plus apte

(1) Nous invitons le lecteur qui conserverait quelques doutes à relire les observations particulières de goîtres aigus qui ont été précédemment citées.

qu'un autre à contracter le goître aigu. Nous avons remarqué que s'il est atteint de cette dernière maladie, sa guérison est plus difficile et plus longue à obtenir. L'on n'a, d'autre part, aucune chance d'améliorer sa position en l'envoyant en congé dans son pays natal.

INFLUENCE DE L'AGE, DE LA CONSTITUTION, DU TEMPÉRAMENT.

L'étude de l'âge des militaires a conduit à des résultats faciles à prévoir. Les enfants de troupe qui sont peu nombreux, figurent sur les tableaux pour un chiffre minime. L'effectif est principalement composé d'hommes âgés de 21 à 26 ans ; ce sont les soldats âgés de 22 à 26 ans qui sont le plus souvent atteints.

Comme les épidémies de goître ne se montrent qu'après trois, six ou huit mois de séjour dans un pays où cette maladie est endémique, on a le droit de conclure de ce fait que ce temps est nécessaire pour déterminer dans la constitution les modifications qui prédisposent aux engorgements aigus du corps thyroïde. Malheureusement ces modifications ne sont pas appréciables.

L'étude du tempérament et de la constitution des individus affectés de goître aigu n'a, d'autre part, fourni aucune donnée positive.

Voici d'abord les chiffres relatifs à la constitution ; ils ont été indiqués par MM. Collin, Gérard et Gouget :

Constitutions robustes........	99
— moyennes.......	12
— faibles.........	2
Total.......	113 (1)

(1) Collin. Recueil des mém. de méd., de chir. et de ph. militaires, tom. XII, 2e série, 1853 ; tom. VI, 3e série, 1861. Gérard, *idem*, tom. XIII, 2e série, 1854. Gouget, *idem*, tom. VII, 3e série, 1862.

Le Recueil des mémoires militaires donne des résultats un peu différents :

Constitutions bonnes	....	32
—	moyennes........	38
—	faibles..........	42
	Total.......	112 (1)

Les remarques relatives aux tempéraments ne sont pas plus significatives : nous empruntons nos renseignements aux auteurs déjà cités :

Tempéraments sanguins......		46
—	sanguins et lymphatiques...	51
—	lymphatiques...	16
	Total......	113

Voici maintenant le résumé de nos observations personnelles. Le tempérament sanguin a prédominé, les tempéraments lymphatiques, lymphatico-nerveux et nervoso-sanguins, ont été frappés aussi fréquemment les uns que les autres.

Les données qui précèdent ne sont point favorables à l'opinion des médecins qui sont disposés à croire que le développement du tempérament lymphatique doit précéder l'apparition du goître.

Nous devons ajouter néanmoins que nous avons surtout rencontré les goîtres mous et indolents chez les individus à peau fine et à chairs molles.

INFLUENCE DE LA PROFESSION.

La profession exercée avant d'entrer au corps n'a évidemment aucune influence sur la production du goître aigu ; quand cette maladie se montre, c'est aux promenades et aux exercices militaires qu'on doit l'attribuer, et nullement aux travaux antérieurs.

(1) Recueil des Mém. de méd., de chir. et pharm. militaires. Tom. XII, 2e série, 1853.

INFLUENCE DE L'ALTITUDE ET DE L'ACTION ENDÉMIQUE.

L'altitude ne peut être invoquée comme cause, à Clermont et à Riom ; les casernes sont, dans ces deux villes, seulement à trois ou quatre cents mètres au-dessus du niveau de la mer. Les engorgements chroniques du corps thyroïde accidentels et héréditaires étant assez fréquents dans les villes de Clermont et de Riom, nous devons reconnaître que le goître y est endémique, mais avec peu d'intensité.

RÉSUMÉ ÉTIOLOGIQUE.

Le goître aigu règne quelquefois d'une manière épidémique parmi les étrangers qui habitent accidentellement les pays où le goître est endémique.

C'est souvent après un séjour de plusieurs mois que cette affection commence à se montrer à la suite de causes particulières que nous allons rappeler. Le nombre des individus atteints est assez limité.

Le voisinage des montagnes, l'air souvent humide des vallées et des bassins qui leur succèdent, les chaleurs excessives, les variations brusques et considérables de la température doivent être classés parmi les causes qui prédisposent au goître épidémique.

Il en est de même des sueurs débilitantes qui suivent les longues courses faites pendant les saisons chaudes, de la marche ascendante sur des chemins à pentes rapides et des exercices de force qui tendent à congestionner la tête, le cou et spécialement la glande thyroïde.

Les causes déterminantes sont les refroidissements du cou par des courants d'air et l'ingestion de l'eau froide pendant que le corps est en sueur.

La composition chimique de l'eau potable, la qualité des aliments paraissent étrangers à la production des engorgements thyroïdiens aigus.

L'absence de l'iode dans l'eau potable et les substances alimentaires peut prédisposer au goître, mais elle n'occasionne pas nécessairement cette maladie ; elle n'est pas la cause déterminante des goîtres aigus sporadiques ou épidémiques.

Toutes les constitutions, tous les tempéraments ont payé un tribut à peu près égal aux épidémies goîtreuses.

Les soldats nés dans une localité où le goître est endémique, ou qui offrent un commencement d'engorgement du corps thyroïde, sont plus impressionnés que ceux nés ailleurs, par les causes prédisposantes et déterminantes du goître aigu, et leur maladie a plus de tendance à passer à l'état chronique.

CHAPITRE TROISIÈME.

SYMPTOMES ET COMPLICATIONS.

Le goître aigu-épidémique est une affection qui est ordinairement apyrétique. Il se montre quelques fois parmi les individus qui habitent, depuis peu de temps, des pays où les engorgements du corps thyroïde existent à l'état endémique.

Arrivé à un certain degré de développement, il se présente sous la forme d'une tumeur plus ou moins grosse, molle ou dure, sans changement de couleur à la peau. Cette tumeur est située à la partie inférieure et antérieure du cou, au-dessous du cartilage thyroïde, au-devant et sur les côtés de la trachée-artère, à laquelle elle adhère et dont elle suit les mouvements.

Lorsque les trois lobes du corps thyroïde augmentent de volume en même temps, la tumeur est généralement peu saillante, mal circonscrite, très-étendue dans le sens transversal; ses bords s'engagent à droite et à gauche au-dessous des muscles sterno-mastoïdiens qu'ils soulèvent plus ou moins. Très-souvent, le lobe gauche est moins saillant que le droit. Ce dernier peut être seul engorgé, tandis que l'augmentation isolée du lobe gauche est assez rare.

Si la maladie prédomine dans la région moyenne du corps thyroïde, la tumeur est presque toujours circonscrite, plus saillante; elle écarte les muscles sterno-mastoïdiens à mesure que ses dimensions deviennent plus considérables.

L'organe malade est tantôt plus gonflé à sa partie moyenne; tantôt il l'est davantage à sa partie inférieure, qui semble alors s'enfoncer derrière le sternum.

Le tableau suivant donnera une idée des variétés que peuvent offrir les engorgements du corps thyroïde :

FRÉQUENCE DES ENGORGEMENTS.	TELLIER	GOUGET	COLLIN 1851	COLLIN 1857	COLLIN 1860	FLEURY	ROZAN	HALBRON
Glande entière.. (1)	13	3	10	26	16	16	6	27
Lobes latéraux (1)..	„	19	„	„	27	16	14	16
Lobe médian.......	„	1	„	„	8	5	2	4
Lobe droit........	„	4	8	„	1	„	8	4
Lobe gauche.......	1	„	„	„	1	„	1	3

Les goîtres mous et indolents sont les plus communs; cependant MM. Lavort, Gérard, Gouget et Dourif ont cité des cas de goîtres douloureux.

Chez les militaires observés par nous en 1851, la maladie a débuté promptement et sa durée a été courte. Dans un seul cas, elle a été accompagnée de douleurs vives dans le corps thyroïde : cinq soldats ont accusé des souffrances médiocres qui augmentaient par la pression; les autres ont assuré que la tumeur était indolente.

Lorsque le goître gros et dur se développe rapidement, il détermine parfois de la difficulté pour avaler ou une sensation de constriction dans la gorge; s'il comprime la trachée, il gêne la respiration; le timbre de la voix peut être altéré : elle devient rauque ou enrouée. Ces phénomènes morbides sont plus prononcés quand le malade monte ou lorsque le col de sa chemise est trop serré.

En général, le volume du goître aigu augmente plus ou moins le soir; nos observations concordent sur ce point avec celles de MM. Fleury, Rozan et Halbron. M. Gouget dit avoir remarqué, au contraire, que l'engorgement thyroïdien est plus considérable le matin (2).

(1) Presque toujours, l'engorgement du lobe droit prédomine.

(2) La mensuration ne peut donner des renseignements utiles que lorsque le cou a été mesuré antérieurement, cette partie offrant un volume très-différent chez les divers individus; mais lorsque le col de la chemise ou le collet de la tunique devient trop étroit, cela permet d'apprécier avec exactitude le développement ultérieur de l'engorgement thyroïdien. Les mesures indiquées ont varié entre 34 et 46 centimètres.

Nous croyons devoir rapprocher de la description des symptômes l'étude des kystes qui se forment dans l'épaisseur du corps thyroïde pendant la durée du goître aigu. L'existence de ce genre de complication a été constatée par MM. Collin, Gouget, Dourif, Halbron, Rozan et Nivet.

M. Dourif, dans son Mémoire inédit sur l'épidémie de 1862, déclare que six militaires, sur 57 observés par lui, ont offert des kystes qui se sont développés, soit sur la ligne médiane du corps thyroïde, soit sur ses parties latérales. Un de ces kystes, parfaitement isolé, situé sur le lobe gauche, entre la trachée et le muscle sterno-mastoïdien, formait à cet endroit un relief très-manifeste. Il était assez mobile, mais lorsqu'on le saisissait, il donnait au toucher la sensation d'une tumeur ovoïde, ayant au moins deux centimètres dans son grand diamètre.

Voici l'observation de M. Gouget : « Dans un cas de goître bilatéral, il existait simultanément une tumeur kystique du volume apparent d'un œuf de pigeon, siégeant au-devant de la trachée-artère immédiatement au-dessus de la fourchette, et disparaissant en partie derrière le sternum par la pression. Ce kyste a été beaucoup plus réfractaire que l'engorgement thyroïdien lui-même. »

Nous avons également observé un kyste du volume d'un œuf de pigeon, qui avait son siége dans le lobe droit du corps thyroïde, à l'endroit où il se joint au lobe moyen.

L'un des goîtres observés par M. Rozan renfermait, enfoncé derrière la fourchette, sous le muscle sterno-mastoïdien, un kyste indolent, sphérique, gros comme une noix, rénitent, indépressible. Il a été réfractaire au traitement.

M. Collin, qui a noté cette complication chez trois soldats, a remarqué comme M. Gouget, que les kystes persistaient alors que l'engorgement avait cessé sous l'influence des remèdes employés.

Ces petites tumeurs sont probablement l'origine des goîtres cystiques signalés par un assez grand nombre d'auteurs et notamment par Celse, J.-L. Petit, Louis, Tenon, Pelletan, Percy, M. Victor Fleury, etc....

M. Broca suppose que les kystes du corps thyroïde ont leur siége dans les follicules de cet organe. « Les follicules, dit-il, à l'état normal, sont visibles à la loupe et même à l'œil nu, et il est aisé de suivre sur la même pièce, tous les degrés de leur transformation kystique (1). »

M. Robin dit également que les vésicules de ce corps deviennent le point de départ des kystes thyroïdiens (2).

Nous devons faire remarquer, que les goîtres aigus les plus considérables n'atteignent jamais, pendant les premiers mois, la grosseur des goîtres endémiques invétérés volumineux.

M. Collin a remarqué chez deux ou trois malades, des battements exagérés du cœur, des artères carotides et thyroïdiennes. Chez un soldat dont parle M. Gouget, les yeux étaient saillants et brillants, et ce médecin a craint, un instant, de voir se développer un goître exophthalmique.

La dilatation des veines jugulaires, externes et thyroïdiennes, a été notée plusieurs fois. Enfin, on a constaté la présence d'un bruit de souffle dans les carotides ; ce bruit tient tantôt à la compression de ces vaisseaux par un goître dur et volumineux, tantôt à l'état anémique du malade, état qu'on observe quelquefois comme complication.

La céphalalgie et les tournements de tête n'existent guère que lorsque les personnes atteintes ont le cou serré dans des vêtements trop étroits.

L'état général des malades est ordinairement bon ; il y a absence complète de troubles des fonctions de la digestion. Le pouls est naturel, et la chaleur de la peau est normale.

Quelques soldats observés par M. Hanserr, ont présenté un mouvement fébrile passager et une dysphagie exagérée.

Chez un très-petit nombre de malades, le goître aigu s'est compliqué d'engorgements des ganglions cervicaux et sous-maxillaires. Cette complication a été observée à Clermont par M. Dourif; à Besançon, par M. Gérard, qui a remarqué que

(1) Broca cité par M. Patritti, thèse sur le goître cystique. Paris, 1872.

(2) Littré et Robin, Dictionnaire de médecine.

ces ganglions ont été plus réfractaires à l'action du traitement que l'engorgement thyroïdien.

En 1853, une épidémie d'adénites a précédé l'apparition de l'épidémie goîtreuse (1). M. Jacquier a vu, d'autre part, les goîtres aigus succéder à des engorgements parotidiens. Enfin, on a observé comme complications, des laryngites et des bronchites (Thibaud).

Le goître aigu peut également se montrer pendant la durée d'un rhumatisme.

(1) Recueil des Mém. de méd., chir. et pharm. milit. Tom. XIII, 2e série, 1854.

CHAPITRE QUATRIÈME.

MARCHE, DURÉE, TERMINAISONS ET PRONOSTIC.

L'invasion et la marche du goître aigu épidémique varient beaucoup. M. Gérard assure que chez quelques militaires, il a constaté que la tumeur s'était manifestée peu d'heures après l'ingestion d'une certaine quantité d'eau froide. La dame du Bourbonnais dont nous avons raconté l'histoire, et Mlle R... dont M. Cros a rapporté l'observation, ont offert un développement non moins rapide du corps thyroïde. Chez deux élèves du petit-séminaire, dont parle M. Dourif, un goître apparent s'est formé en 48 ou 60 heures. Dans une deuxième catégorie de faits, c'est cinq, dix ou quinze jours après l'action de la cause présumée, que la tumeur thyroïdienne est devenue apparente, et a fixé l'attention des malades.

Lorsque les causes sont moins actives, la grosseur augmente insensiblement et son accroissement graduel peut durer plusieurs semaines et même plusieurs mois. Il en résulte que les individus atteints se présentent au médecin à la fin de l'automne ou même pendant l'hiver, alors que le goître a débuté au milieu ou à la fin de l'été précédent.

Une deuxième remarque a été faite chez certains goîtreux : la tumeur augmente, puis elle cesse de faire des progrès pendant un certain temps, et augmente de nouveau par poussées (Thibaud).

La durée du goître aigu-épidémique varie beaucoup. Lorsqu'il est peu volumineux et qu'il s'est formé rapidement sous l'influence de causes ayant agi passagèrement, si l'on a soin de faire cesser ces causes, il guérit au bout d'un temps assez court. En 1851, la durée moyenne du traitement a été de sept à huit jours, le maximum a été de 27 jours chez les militaires observés par nous et par M. Menuau. Il en a été de même chez les élèves qui ont été traités au collége par M. Lavort, et au petit-séminaire par M. Dourif.

M. Chevalier affirme que tous les soldats soignés à temps ont guéri en peu de jours ; il ajoute que pendant les premiers mois de l'épidémie, la durée moyenne du traitement a été de 20 à 21 jours, et pendant les trois derniers mois, de 15 à 16 jours.

M. Fleury est arrivé à une durée moyenne de 27 jours.

Si cette maladie se développe avec plus de lenteur, le corps thyroïde exposé pendant plus longtemps à l'action des causes déterminantes est plus lent à revenir à son état normal : chez les malades de M. Hansen la cure s'est prolongée pendant 50 à 95 jours.

La durée du goître est également plus grande quand il y a complication de kystes ou d'induration du tissu propre de l'organe malade. Il en est de même lorsque cette affection s'est greffée sur un goître chronique.

Résumons, en terminant ce chapitre, les données fournies par les chirurgiens militaires :

DURÉE DU TRAITEMENT.	CHEVALIER	GÉRARD	COLLIN (1850)	TELLIER	GOUGET
	Jours.	Jours.	Jours.	Jours.	Jours.
Minimum de la durée.......	"	"	18 à 20	14	30
Durée moyenne...........	15 à 21	26	37	36	69
Maximum de la durée.......	"	38	66	68	123

Ajoutons que chez un petit nombre de soldats, l'engorgement thyroïdien augmente pendant la première période du traitement (Collin) ; que chez d'autres, c'est après la cessation de l'usage de l'iode que la résorption achève de s'opérer.

Très-rarement l'affection a résisté à un long traitement ; mais dans le cas d'insuccès, les malades deviennent impropres au service militaire.

Il résulte des faits indiqués plus haut que la guérison est la règle, et le passage à l'état chronique, l'exception.

CHAPITRE CINQUIÈME.

DIAGNOSTIC.

Avant de parler des signes caractéristiques du goître aigu, nous croyons devoir rappeler ici les symptômes communs aux goîtres endémique et épidémique.

Le siége de la tumeur, ses rapports avec la trachée artère dont elle suit les mouvements, l'absence de battements artériels sensibles dans les parties de la tumeur qu'on parvient à isoler des carotides, rendent ordinairement le diagnostic facile à établir.

Les goîtres épidémiques sont caractérisés par les circonstances suivantes : Ils se sont développés en peu de temps chez des étrangers récemment arrivés dans une ville où le goître est endémique ou fréquent. Ils se sont manifestés, presque toujours, pendant les chaleurs de l'été ou le commencement de l'automne ; ils ont attaqué un certain nombre d'individus soumis aux mêmes influences : à des marches forcées ou à des exercices fatigants, suivis de refroidissements du cou pendant que le corps est en sueur.

Les goîtres aigus épidémiques et sporadiques peuvent offrir toutes les transitions entre l'engorgement simple de la glande thyroïde et le goître cystique.

Quand le goître cystique est suffisamment gros et isolé, la fluctuation est ordinairement manifeste et la transparence peut être constatée à l'aide d'une bougie. S'il y a doute, on peut avoir recours à la ponction avec un troquart explorateur.

Le goître aigu diffère de la thyroïdite, en ce qu'il ne se termine jamais par suppuration ; et de plus, la douleur peu vive quand elle existe, n'offre ni le degré d'intensité, ni l'augmentation par la pression qu'on observe lorsqu'il existe une véritable inflammation (1).

(1) M. Chevalier est le seul médecin, parmi les auteurs qui ont écrit sur le goître épidémique, qui ait décrit cette maladie sous le nom inexact de thyroïdite.

CHAPITRE SIXIEME.

ANATOMIE PATHOLOGIQUE ET NATURE.

Les renseignements que nous possédons sur l'anatomie pathologique du goître épidémique sont peu nombreux. Nous avons d'abord l'observation publiée par M. Collin ; il s'agit d'un militaire qui est mort de scarlatine, le 19 avril 1859, pendant la durée d'un engorgement aigu du corps thyroïde qui occupait les deux lobes latéraux ; le goître était peu accentué à l'extérieur, plus saillant à droite, souple à la palpation, de date récente, se prolongeant en réalité sous les attaches des muscles sterno-mastoïdiens. Le tissu du corps thyroïde était en partie décoloré, grisâtre, dur ; il y avait hypertrophie de ses éléments fibreux ; il renfermait deux petits kystes (l'un à droite, l'autre dans le lobe médian) un peu plus gros qu'un pois, à parois souples cellulo-fibreuses. Ils étaient remplis d'un liquide onctueux jaune brunâtre (1).

Nous croyons utile de rappeler ici la citation suivante, empruntée à la thèse de M. Patritti : M. Brocca prétend que les follicules (de la thyroïde) sont visibles à la loupe et même à l'œil nu, et qu'il est aisé de suivre sur la même pièce tous les degrés de la transformation kystique.

Cruveilher et Say disent d'autre part que les vésicules de cette glande contiennent un liquide transparent, de nature albumineuse ; ils ajoutent que : « très-souvent ce liquide est remplacé par de la matière colloïde dont l'accumulation détermine la distension des vésicules et constitue l'une des formes du goître. »

M. Saillard a publié l'autopsie suivante, faite par M. Lebert :

« La glande présentait une tuméfaction notable de son tissu qui était d'un rouge foncé, gorgé de sang, très-vasculaire,

(1) Collin. Recueil des Mém. de méd., de chir. et de pharm. mil. Tom. VI, 3e série, 1861.

comme spongieux. A l'examen microscopique, on ne trouva qu'une imbibition de la glande par la sérosité du sang et l'épithélium des vésicules infiltré de granules. » (L. Thibaud).

Il résulte de ces faits que la tuméfaction de la glande thyroïdienne peut être due : 1°. à une hypérémie, comme cela a eu lieu dans l'observation de M. Saillard ; 2°. à une hypersécrétion ayant son siége dans les cellules qui entrent dans la composition du corps thyroïde et qui peuvent se dilater au point de se transformer en kystes plus ou moins volumineux ; 3°. à une hypertrophie nutritive de l'élément fibreux, comme cela existait dans le cas rapporté par M. Collin.

Quelle est la nature de ces diverses lésions ; sont-elles l'effet de congestions ou d'hypersécrétions actives ou passives ? Cette question est difficile à trancher ; mais il ne nous répugne nullement d'admettre la possibilité, chez certains malades, d'une affection sthénique lorsque le goître est douloureux ; mais il est probable que dans la majorité des cas, c'est sous l'influence d'une paralysie des nerfs vaso-moteurs que les congestions et les hypersécrétions se produisent.

Indiquons les faits qui rendent cette théorie vraisemblable.

1°. Les refroidissements produits par des courants d'air froid et humide, peuvent occasionner des paralysies nerveuses complètes ou incomplètes. Les personnes rhumatisées y sont plus exposées que les autres. Ces paralysies, nous les avons observées dans le rameau superficiel de la branche palmaire du nerf cubital qui se rend au doigt auriculaire et à la moitié interne du doigt annulaire.

Les mêmes circonstances déterminent quelquefois des paralysies plus ou moins complètes du nerf facial; il est naturel d'admettre d'après cela que les mêmes causes agissant sur les nerfs vaso-moteurs peuvent déterminer les mêmes effets (1).

Les expériences faites par M. Claude Bernard sur les fonc-

(1) M. le professeur Dourif paraît également disposé à admettre que les engorgements aigus de la glande thyroïde se développent sous l'influence des causes qui occasionnent le rhumatisme.

tions des glandes, démontrent que la paralysie des nerfs vaso-moteurs du grand sympathique qui président aux fonctions de ces organes, qu'elle soit l'effet d'une section de ces nerfs ou de leur empoisonnement par le curare détermine une congestion des tissus de l'organe et rendent la sécrétion plus abondante ou même continue (1).

Cette tendance à l'hypersécrétion qui accompagne la paralysie des nerfs vaso-moteurs peut-elle déterminer une augmentation du volume des cellules closes de la glande thyroïde ? C'est là une question qui n'a pas été résolue par les expérimentateurs ; mais nous pensons qu'on peut être plus affirmatif en ce qui concerne certaines congestions sanguines passives qui doivent être à notre avis rangées parmi les causes de l'engorgement thyroïdien.

M. Thibaud a été conduit, par ses recherches, à admettre une opinion analogue à la nôtre : « Nous croyons, dit ce docteur, que la partie principale de l'affection doit être attribuée à une congestion dynamique ou par simple trouble de l'inervation dans les capillaires. Il n'est pas déraisonnable de penser que, sous l'influence du froid, il survient une paralysie des capillaires comme on le voit, par la même cause, se produire dans la paralysie faciale (2). »

(1) Claude Bernard. Leçons sur les propriétés des tissus vivants. Paris, 1866.

(2) Thibaud, Thèses de Paris. — 1867.

CHAPITRE SEPTIÈME.

TRAITEMENT.

Nous devons d'abord indiquer les moyens prophylactiques, qui sont la conséquence de nos études sur l'étiologie du goître aigu. Les indigènes et surtout les étrangers qui habitent des pays montagneux doivent s'abstenir de porter des fardeaux quand ils voyagent sur des chemins à pentes rapides, lorsque la marche est ascendante : ils doivent, dans tous les cas, cheminer avec lenteur, afin d'éviter les congestions de la glande thyroïde.

Il faut interdire aux élèves et aux soldats de faire, pendant l'été, des promenades et des exercices fatigants vers le milieu du jour. On évite ainsi les sueurs abondantes, qui débilitent et provoquent la soif et engagent les promeneurs à boire abondamment de l'eau froide et à s'exposer à l'action des courants d'air après qu'ils ont enlevé leur col ou leur cravate.

On a considéré le col-cravate comme étant une cause de goître; cela dépend de l'usage qu'on en fait. Sans doute, ce vêtement après avoir augmenté la sueur peut, quand on le quitte, exposer le cou à un refroidissement capable de déterminer le goître ; mais si, après l'avoir enlevé et avoir essuyé le cou, on le remplace par un col sec, il cesse d'agir d'une manière nuisible ; ainsi employé, il devient au contraire un moyen de guérison. Nous avons fait, pendant notre voyage dans la vallée de la Maurienne, une singulière observation : dans presque toutes les statistiques des villes et des villages de la Savoie, on remarque que le nombre des femmes affectées d'engorgement du corps tyroïde, est beaucoup plus considérable que celui des hommes ; à Saint-Alban-des-Hurtières au contraire, le nombre des goîtreux est presque égal à celui des goîtreuses. Or, la seule circonstance qui nous ait permis, lors de notre voyage en Savoie, de nous rendre compte de cette anomalie, c'est que, dans le village de Saint-Alban, les paysans, hommes et femmes, ne portent pas de cravate.

Un médecin de Guatemala affirme que l'usage de la cravate y a notablement diminué le nombre des hommes atteints de cette difformité. Dans ce pays, toutes les classes de la société en sont atteintes ; les animaux domestiques eux-mêmes, chiens et chevaux, en sont affectés (1).

Si une cause rhumastimale a paru jouer un rôle actif dans la production de l'engorgement thyroïdien, les douches et les bains de vapeur peuvent être employés.

Sur 12 malades traités par ce moyen, le docteur Dourif en a vu 7 guérir en moins de 10 jours; d'autres ont résisté jusqu'au 25e, jusqu'au 38e et même jusqu'au 45e jour.

Lorsque le goître s'est développé très-vite sous l'influence d'un refroidissement provoqué par l'ingestion de l'eau froide, ou qu'il a été causé par un courant d'air ayant agi sur le cou pendant qu'il était en sueur, une cravate chaude ou un collier d'ouate suffisent quelquefois pour amener la guérison. (Docteur Dourif).

Lorsqu'au bout d'une douzaine de jours, la maladie n'a pas cédé à l'action des moyens que nous venons d'indiquer, il faut avoir recours à une thérapeutique plus active.

Le plus grand nombre des médecins qui se sont occupés du goître, Coindet de Genève en tête (2), ont considéré l'iode et ses préparations comme étant les remèdes les plus propres à combattre avec succès cette maladie.

Examinons quels ont été les résultats obtenus par les médecins qui ont essayé l'usage de ces médicaments dans le traitement du goître aigu épidémique.

M. Chevalier, sur 134 malades, dit que le traitement par la teinture d'iode (20 à 80 gouttes) et par la pommade iodurée, a duré en moyenne 20 à 21 jours pendant les

(1) Bouillaud et Rattier, art. Goître du Dictionnaire de méd. et chir. pratiques. 1833.

(2) Grisolle, Traité de pathologie interne, t. II, 1852, p. 189.

premiers mois et 15 à 16 jours pendant les trois derniers mois de l'épidémie.

Chez les malades de M. Collin, la cure par l'iodure de potassium administré à l'intérieur et à l'extérieur a été plus longue. Dans la seconde épidémie dont ce médecin a rapporté l'histoire, sur 53 goîtreux 37 ont guéri. M. Fleury, en administrant le saccharure d'iode, a obtenu des guérisons assez rapides.

Le traitement, lorsque le goître s'est développé très-vite, et a été traité peu de temps après son apparition, dure, en moyenne, une quinzaine de jours; il se prolonge rarement au delà de 28 à 30 jours.

Si, au contraire, la maladie a mis longtemps à s'établir, si les soldats ont attendu un ou plusieurs mois avant de consulter leur chirurgien, la cure peut se prolonger pendant 30 à 60 jours. Enfin, il est des individus chez lesquels la résolution n'a lieu que lorsque l'usage de l'iode a été cessé.

La quantité d'iodure de potassium que nous donnons à l'intérieur est de dix centigrammes, matin et soir, dans de l'eau ou dans du sirop. A l'extérieur, nous appliquons au début une pommade contenant 5 grammes d'iodure de potassium et 50 grammes d'axonge ou de glycérine.

Pendant une seconde période, la pommade doit renfermer : axonge, 40 grammes; iodure de potassium, 4 grammes, et teinture d'iode, 10 à 20 gouttes.

Beaucoup de praticiens portent à cinquante centigrammes la dose de l'iodure prise tous les jours; nous croyons inutile d'agir ainsi; car, au delà d'une certaine quantité, l'excédant du remède est rapidement expulsé par les reins et les glandes salivaires (1).

Ajoutons que l'iodisme est presque aussi souvent provoqué par la dose de dix centigrammes d'iode que par celle de cinquante centigrammes (2), ce qui tend à prouver que les petites

(1) Voir dans Trousseau et Pidoux, Traité de thérapeutique, les expériences de Wallace, O' Shanguessy, Woehler, Tiedmann et Gmelin.

(2) Observations de Rilliet, citées par Trousseau et Pidoux. Traité de thérapeutique, tom. 1er. 1862.

doses suffisent pour déterminer la résolution ou la diminution du volume de la glande thyroïde. Les doses élevées deviennent, d'après cela, au moins inutiles.

Nous dirons en passant que nous n'avons observé qu'un seul cas d'iodisme bien caractérisé. C'était chez la femme d'un tailleur, qui, pour un goître de grosseur moyenne, avait pris pendant six semaines dix centigrammes d'iodure de potassium tous les jours. Le goître fut complétement guéri, mais l'amaigrissement devint considérable. Des délabrements d'estomac et des fausses faims, des palpitations de cœur, un peu de surexcitation nerveuse furent les seuls phénomènes sur lesquels la malade appela notre attention.

Six mois après, l'estomac et le cœur fonctionnaient d'une manière normale; mais la malade resta un peu plus maigre qu'avant le traitement par l'iode.

Il est des individus dont la peau se laisse difficilement pénétrer par les médicaments que l'on emploie sous la forme de frictions. Dans ce cas, il est nécessaire de faciliter l'absorption du remède en appliquant, après une première friction faite le soir avec gros comme une noisette de pommade iodurée, un cataplasme de farine de lin qu'on laisse pendant une heure en contact avec la peau. Après son enlèvement on essuie cette membrane, on fait une friction nouvelle et l'on place un peu d'ouate sur le cou.

Chez beaucoup de malades dont la peau entre facilement en sueur, le taffetas gommé peut remplacer le cataplasme.

Certaines circonstances peuvent engager le médecin à modifier la médication que nous venons d'indiquer. Lorsqu'il y a anémie, l'iodure de fer est indiqué; une constitution lymphatique, un état de faiblesse général, exigent l'usage des tisanes amères, du sirop de raifort iodé, du quina.

La dyspepsie peut rendre nécessaire le mélange de l'iodure de potassium avec le sirop d'écorces d'oranges amères, ainsi que l'administration du vin de quina après les repas.

Il va sans dire que le régime alimentaire animal et très-nutritif est presque toujours indiqué.

Pendant les repas, l'eau mêlée de vin doit remplacer l'eau pure; des tisanes amères ou des infusions sudorifiques sont prises aux autres heures de la journée.

On ne doit pas oublier surtout que les refroidissements du cou, qui sont des causes déterminantes du goître, peuvent entretenir cette maladie et rendre les remèdes inefficaces.

L'usage continu de la cravate et la cessation des boissons froides, surtout lorsque le corps est en sueur, doivent être exigés pendant toute la durée du traitement.

Les rares échecs signalés à la suite de l'administration de l'iode et de ses préparations ont été cause que certains médecins ont mis en doute l'efficacité de ce médicament. Est-ce toujours la faute des remèdes, si les malades ne guérissent pas? Nous ne le croyons pas.

Ainsi en 1860, nous avons appris que plusieurs soldats traités à l'Hôtel-Dieu par l'un de nos collègues, ayant le désir d'aller en congé, n'avaient point pris les médicaments qui leur avaient été prescrits; ils se promenaient sans cravate et vêtus à la légère; il eût été injuste dans cette circonstance d'accuser le remède.

Nous engageons les médecins, dans le cas d'insuccès, à vérifier la composition des médicaments administrés, à faire prendre l'iodure de potassium sous la forme de solution aqueuse et à faire boire ces préparations en leur présence. On devra également surveiller les vêtements des malades, la température des liquides dont ils font usage, et toutes les conditions hygiéniques au milieu desquelles ils sont placés.

M. Luton, dont les expériences remontent à l'année 1863 (1), a conseillé et pratiqué pour combattre le goître les injections faites avec la teinture d'iode du codex à l'aide de la seringue de Pravaz. La quantité de liquide injecté est de 1 à 5 grammes. On doit faire pénétrer le trocart jusqu'au centre de la masse thyroïdienne. On peut, pour les personnes nerveuses, modérer la douleur en refroidissant la peau à l'aide de l'éther et de l'appareil Richardson.

(1) Séance de la Société de chirurgie du 4 octobre. Voir encore: *Archives générales de médecine* de 1867; *Union médicale* de 1868.

Après cette opération une sensation de cuisson et de pincement se répand dans la partie de la glande qui a été injectée, un goût d'iode se manifeste dans la bouche, cette substance est évacuée par les urines, et on observe un léger mouvement fébrile. Plus tard, la sensation douloureuse s'apaise, l'induration momentanée de la glande est suivie de la rétraction plus ou moins lente de la tumeur. Les résultats définitifs ne sont réellement appréciables, d'après M. Luton, qu'au bout de cinq à six mois. « En résumé, dit cet auteur, par la méthode des injections interstitielles iodées, nous avons obtenu une forte proportion de guérisons de goîtres, nous avons eu quelques améliorations notables et enfin un certain nombre d'insuccès ; mais nous n'avons jamais observé d'autres accidents que ceux qui sont imputables à l'iode introduit par toute autre voie. »

Voici du reste des chiffres empruntés à la thèse de M. Lévêque (1872), qui a rendu compte des expériences faites par M. Luton :

Guérisons complètes..................	32 cas.
Améliorations très-notables..............	12
Récidive, injection nouvelle, amélioration...	1
Double récidive, double injection, guérison.	1
Résultat nul..........................	2
TOTAL........	48 (1)

Il est présumable que les goîtres injectés par M. Luton étaient anciens et volumineux, car les guérisons n'exigent que quelques semaines quand on agit sur des goîtres sporadiques ou épidémiques de date récente. M. le professeur Ledru, qui a été chargé, pendant un certain nombre d'années, du service militaire de l'Hôtel-Dieu de Clermont, a expérimenté les injections faites dans le tissu de la glande thyroïde, avec une solution aqueuse d'iodure de potassium, à l'aide de la seringue

(1) Nous avons emprunté cette citation à l'article Goître du Dictionnaire de médecine et de chirurgie pratiques, tom. XVI. 1873.

M. Luton qui a rédigé cet article est le premier auteur qui se soit occupé du goître aigu dans un ouvrage classique.

de Pravaz (1). Il a obtenu par ce moyen des guérisons rapides chez un petit nombre de malades ; l'action a été lente chez plusieurs autres, mais elle a été satisfaisante ; les effets ont été nuls dans la minorité des cas.

Chez une jeune fille blonde, d'un tempérament lymphatique, nous avons observé un kyste du volume d'une très-grosse noix dans le lobe médian de la glande thyroïde. Après avoir employé sans succès la pommade iodurée et le badigeonnage avec la teinture d'iode, cette malade s'est adressée à nous vers le milieu de novembre 1872. Le 20 du même mois, nous avons constaté que la petite tumeur était fluctuante et nous avons fait une ponction avec un petit troquart dont le diamètre était d'un millimètre. Il s'est échappé par la canule 11 grammes de sérosité de couleur acajou, renfermant des globules sanguins altérés; ce liquide a formé, quand on l'a chauffé, un coagulum albumineux et fibrineux très-épais.

Une solution aqueuse renfermant un vingtième d'iodure de potassium et un vingtième de teinture d'iode a été ensuite injectée à l'aide de la seringue de Pravaz. A la suite de cette petite opération : sensation de brûlure dans la tumeur et douleur vive dans le côté gauche du cou. Le lendemain, la tumeur qui était très-amoindrie la veille, a repris sa grosseur ordinaire. A l'époque des règles, elle a sensiblement augmenté pour revenir ensuite à son volume habituel.

Le 10 décembre, nouvelle ponction. Sortie de 9 à 10 grammes de liquide de même nature. Injection avec le même liquide mêlé avec un tiers d'esprit de vin. Après l'injection, la malade a accusé une sensation de chaleur douloureuse dans la partie inférieure du cou qui a persisté en s'affaiblissant jusqu'au lendemain. Le 20 décembre, la tumeur est plus mobile, elle a diminué d'un tiers.

Le 7 janvier, troisième ponction suivie de la sortie de 7 à 8 grammes de sérosité jaunâtre d'abord, sanguinolente à la fin.

(1) M. Ledru injectait ordinairement, plusieurs jours de suite, dix gouttes d'une solution aqueuse contenant un vingtième d'iodure de potassium.

Le contenu de la seringue de Pravaz a été poussé en entier dans la cavité du kyste ; au bout de 5 minutes, nous avons pu obtenir la sortie d'un tiers seulement de l'injection (1).

A l'intérieur la malade prend trois cuillerées à café de sirop de perchlorure de fer ; à l'extérieur, elle applique des compresses trempées dans une solution aqueuse de chlorure de sodium ioduré.

Le 21 janvier, la tumeur n'a pas sensiblement diminué, mais elle est plus dure et plus tendue que d'habitude. Après une nouvelle ponction, il ne sort absolument rien par la canule du troquart, ce qui nous autorise à penser que le liquide contenu dans le kyste a été coagulé par la dernière injection.

On continue l'usage du sirop de perchlorure de fer. Frictions avec la pommade suivante : axonge, 30 grammes ; iodure de potassium, 4 grammes ; alun, 1 gramme.

A dater de cette époque la tumeur a graduellement diminué, et le 19 février elle présente seulement la moitié de son volume primitif. On l'aperçoit à peine quand la tête est droite ; elle fait une légère saillie lorsque la malade renverse la tête en arrière ou quand elle exécute des mouvements de déglutition.

Le 17 mars, au moment du tirage de cet ouvrage, la tumeur avait encore perdu de son volume.

Lorsque les kystes sont plus gros, on est obligé de recourir à la ponction avec le troquart à hydrocèle qui sert à faire sortir le liquide et à injecter un mélange d'eau, de teinture d'iode et d'iodure de potassium, ainsi que l'ont fait MM. Victor Fleury, de Clermont, en 1848 (2), Chauvin en 1852, Schuh en 1858 et Monod en 1871 (Luton).

Cette opération est d'autant plus grave que le kyste est plus volumineux. Le tableau suivant emprunté à la thèse de M. Patritti indique, d'après les observations recueillies dans le

(1) Le liquide injecté était composé de 1 partie de teinture d'iode, 1 partie d'alcool à 33° et 2 parties d'eau pure.

(2) Gazette médicale de Paris, année 1861. Injections préparées avec deux tiers d'eau et un tiers de teinture d'iode. — Il est nécessaire d'ajouter un peu d'iodure de potassium afin de redissoudre l'iode qui se précipite.

service de M. Fleury, les résultats que donne le traitement par les injections, et les complications qui peuvent l'accompagner ou le suivre.

1°. Guérisons sans accidents.............. 12

2°. Phénomènes inflammatoires plus ou moins intenses avec ou sans fièvre, guérison.......... 5

3°. Inflammation phlegmoneuse, symptômes inquiétants, guérison lente.................. 4

4°. Gangrène des parois du kyste, suppuration de longue durée, guérison................. 3

5°. Hémorrhagie, compression, guérison...... 1

6°. Rechute, suffocation, incision, suppuration, guérison............................. 4

7°. Injections répétées, point de résultat; incision, guérison......................... 5

8°. Injection, voyage à Riom à pied après l'opération, le lendemain : frisson, fièvre, agitation générale, gonflement considérable de la tumeur, mort................................ 1

Total; 35 (1).

Un dernier moyen souvent efficace, consiste à envoyer les militaires dans leur pays, à la condition que le goître n'y soit pas endémique. Chez presque tous les convalescents qui sont allés en congé, le goître avait disparu au retour. Exceptionnellement, nous avons vu les soldats revenir avec un engorgement moins volumineux, mais qui n'était pas complétement guéri.

(1) Patritti, thèse déjà citée.

CHAPITRE HUITIÈME.

RÉFLEXIONS GÉNÉRALES SUR L'ÉTIOLOGIE DES DIVERSES ESPÈCES DE GOITRE.

Nous ne pouvons pas terminer l'histoire particulière que nous avons faite du goître épidémique, sans chercher à en déduire quelques conclusions qui nous semblent propres à éclairer la question si intéressante de la pathogénie générale des diverses espèces d'engorgements de la glande thyroïde. Nous ajouterons à ces données, le résumé des observations que nous avons recueillies dans diverses communes du département du Puy-de-Dôme.

Les causes du goître sont multiples, telle est la proposition que nous avons inscrite en tête du deuxième chapitre de nos *Etudes sur le goître épidémique*. Les faits importants contenus dans notre Introduction, les observations nombreuses inscrites dans le reste de notre travail, ne peuvent laisser aucun doute sur l'exactitude de cette assertion.

En général, avons-nous dit, les étrangers qui sont atteints du goître aigu, ont résidé pendant un certain temps dans un pays où le goître est endémique. Il est probable que cette habitation modifie leur constitution et les rend plus sensibles à l'action des causes déterminantes de cette affection; malheureusement cette modification n'est annoncée par aucun symptôme, par aucun caractère évident. Le nombre des personnes atteintes est très-limité. Les causes prédisposantes les plus actives sont, indépendamment de l'habitation dans un pays à goître, la marche ascendante qui congestionne la glande thyroïde et les sueurs répétées et abondantes qui succèdent aux longues promenades et aux exercices faits pendant les saisons les plus chaudes de l'année.

Les causes déterminantes sont : tantôt le refroidissement du cou occasionné par des courants d'air, tantôt l'ingestion de l'eau froide pendant que le corps est en sueur.

Peut-on attribuer le goître aigu à l'absence de l'iode dans les eaux et les aliments, telle est la question qu'il convient maintenant d'examiner. Les études cliniques ayant démontré que l'iode et ses préparations administrées à l'intérieur et à l'extérieur, guérissent généralement les goîtres sporadiques et épidémiques récents, on est autorisé à conclure que cette substance dissoute dans les eaux potables ou mêlée aux substances alimentaires, agit comme moyen préventif et s'oppose à la production des diverses espèces d'engorgements du corps thyroïde. Cette conclusion résulte de l'examen consciencieux des observations publiées par M. Chatin. Elle nous paraît très-naturelle.

Mais on n'est nullement autorisé pour cela à dire que l'absence de l'iode dans les eaux potables et les aliments soit une cause efficiente du goître.

A l'appui de cette thèse, nous avons cité, dans notre chapitre deuxième, un assez grand nombre de villages d'Auvergne ou de Savoie dans lesquels le goître n'existe pas, quoique les eaux potables soient pauvres en iodes ou n'en contiennent pas du tout.

Quoi qu'il en soit, on ne peut pas attribuer à l'absence de l'iode dans l'air, les eaux et les aliments, les goîtres épidémiques.

En effet, si cette absence était une cause déterminante de l'engorgement thyroïdien, on observerait cette maladie tous les ans, à toutes les époques de l'année.

Or cette affection apparaît seulement : 1°. pendant les années exceptionnellement chaudes, à la suite de promenades répétées qui provoquent des sueurs débilitantes; 2°. quand des fardeaux, la marche ascendante ou des exercices de force ajoutent aux transpirations exagérées une congestion plus ou moins forte de la glande thyroïde ; 3°. enfin lorsqu'un refroidissement occasionné par un courant d'air ou par l'ingestion de l'eau froide agit sur le cou pendant la durée de la sueur.

Comment expliquer d'ailleurs par l'absence de l'iode, ces goîtres qui se multiplient au collége de Clermont lorsque le robinet d'eau froide de la cour des récréations est ouvert, et qui diminuent sensiblement quand ce robinet est fermé? (Lavort).

Comment expliquer encore, en s'appuyant uniquement sur les idées de M. Chatin, la diminution des goîtres qui a été remarquée à Guatemala lorsque les habitants de ce pays ont fait usage de la cravate (Bouillaud et Ratier).

Les opinions émises dans nos Etudes expliquent au contraire d'une manière très-naturelle les faits rapportés dans les mémoires des praticiens qui ont étudié de près le goître épidémique.

Ajoutons que le goître aigu, qu'il soit sporadique ou épidémique, est un accident passager qui ne doit point faire redouter que la descendance du malade soit condamnée aux engorgements thyroïdiens, à la condition que ce malade aura soin de se guérir complétement et d'éviter de s'établir dans un pays où le goître est endémique.

Les engorgements aigus du corps thyroïde, traités peu de temps après leur apparition, ne résistent jamais à un traitement bien dirigé et employé avec persévérance. Si l'on néglige de se soigner pendant plusieurs semaines ou plusieurs mois, cet engorgement peut passer à l'éclat chronique et devenir, chez quelques individus, difficilement curable.

Cette proposition s'applique aux militaires et aux collégiens, comme aux ouvriers et aux agriculteurs.

Il est difficile, dans les pays ou le goître est fréquent, de séparer cette variété de goître chronique, des goîtres héréditaires; aussi se trouvent-ils confondus dans les statistiques militaires.

Dans les régiments, le col de la tunique; dans les pensions de jeunes gens, le col de la chemise, qui deviennent trop étroits quand la glande thyroïde augmente de volume, avertissent les soldats et les élèves que leur cou grossit. Chez les jeunes filles et les femmes, les goîtres sporadiques et épidémiques indolents qui marchent avec lenteur, augmentent sans qu'elles y prennent garde, et c'est seulement lorsque les tumeurs rendent le cou difforme que les soins du médecin sont réclamés. Ce sont surtout les engorgements mous des deux lobes latéraux qui trompent les personnes chez lesquelles ils se développent. Si l'on appelle l'attention des femmes sur la tuméfaction de la glande thyroïde, beaucoup répondent : j'ai le cou large, mais je n'ai pas le *cou gros* , et l'on a bien de la peine à les convaincre qu'elles se trompent et à les décider à se soigner.

Enfin le médecin est parvenu à faire partager son inquiétude à sa cliente , le traitement est commencé ; mais comme il faut porter une cravate, renoncer aux grands verres d'eau froide, se frictionner pendant un grand nombre de semaines avec de la pommade iodurée et prendre quelquefois à l'intérieur des médicaments toniques ou iodurés , les malades se lassent vite, et aussitôt que les tumeurs ont un peu diminué , elles abandonnent les remèdes, et les engorgements passent à l'état chronique.

Qu'une grossesse survienne dans de semblables conditions , elle trouve le terrain tout préparé et le goître augmente sensiblement de volume. Lorsque l'accouchement arrive, chaque effort détermine une congestion de la glande vasculaire sanguine qui constitue le corps thyroïde, et donne lieu à un développement quelquefois très-considérable de cet organe.

M. Robin, de son côté, a remarqué que les vésicules closes dont est formé le corps thyroïde sont plus larges chez les femmes qui ont eu des enfants que chez les hommes et les sujets jeunes.

Nous avons vu quelquefois les efforts de l'accouchement occasionner, chez les femmes goîtreuses, des dilatations des veines thyroïdiennes qui persistent après le retour à la santé. Cette lésion donne lieu à des phénomènes remarquables : la partie inférieure du cou se gonfle instantanément quand les femmes rient ou font un effort; elle diminue subitement lorsque le rire ou l'effort a cessé (1).

(1) Nous avons rapporté deux observations de cette maladie à la suite de notre Notice sur le goître estival épidémique (1852).

Si l'on étudie, sans idées préconçues, les conditions au milieu desquelles se développent les goîtres héréditaires et ceux qu'on nomme endémiques, on reconnaît que ces maladies acquièrent leur plus grand degré de fréquence et de développement au voisinage des hautes montagnes, dans les vallées profondes, humides et boisées, où l'air se renouvelle mal, où l'insolation est insuffisante, où les maisons sont malsaines, où les chaleurs étouffantes sont suivies de refroidissements brusques déterminés par des vents d'orage ou par la chute de la neige sur les sommets, où les eaux potables sont très-froides.

Moins les montagnes sont élevées, moins les vallées sont profondes, moins les goîtres sont nombreux (1). Quand on quitte les vallées profondes et qu'on arrive aux vallées plus superficielles et plus élevées, les goîtres qui étaient endémiques deviennent sporadiques. Enfin sur les plateaux montagneux, les goîtres disparaissent dans les villages où l'air pur des hauteurs, convenablement renouvelé, fortifie les habitants et leur permet de lutter contre les causes qui tendent à produire les maladies chroniques.

Il faut encore ajouter, aux causes de goître signalées plus haut, la marche ascendante, et, pour les femmes, l'influence de la grossesse et de l'accouchement, l'habitude d'aller cou nu et de placer de lourds paniers sur leur tête, lorsqu'elles se rendent au marché.

Les villageoises des montagnes portent rarement des fardeaux sur la tête, et le haut de leur corps est garanti, contre les intempéries atmosphériques, par des manteaux à capuchon, en étoffe de laine, qui descendent jusqu'aux genoux.

Les auteurs ont rangé parmi les causes qui prédisposent au goître endémique : la mauvaise nourriture et les eaux trop chargées de sels terreux. Nous ne partageons pas cette manière de voir. Les soldats et les collégiens, les habitants de Riom, de Clermont, de Royat et de Chamalières, ont une nourriture meilleure que celle des montagnards, et cependant les engor-

(1) Voir notre Introduction.

gements thyroïdiens sont assez nombreux parmi les premiers, et très-rares parmi les derniers.

Mais nous admettons parfaitement que les eaux tenant en dissolution de trop grandes quantités de sels de chaux et de magnésie, troublent la digestion ; que les aliments indigestes ou altérés, introduisent dans le sang des matières nutritives insuffisantes ou nuisibles, et qu'ils puissent ainsi altérer la constitution, la rendre moins propre à réagir contre les causes qui tendent à donner naissance à des maladies chroniques.

L'ingestion de l'eau froide agissant sur des individus affaiblis par des transpirations répétées, peut-elle, en refroidissant le cou pendant qu'il est en sueur, déterminer le goître chez des individus établis, depuis longtemps, dans les localités où cette affection est endémique ? Cela ne peut faire un doute pour nous.

Rullier, dans son article Goître du dictionnaire des sciences médicales, s'exprime ainsi : « Au nombre des causes hygiéniques, on avait placé les eaux potables, auxquelles on attribua longtemps le goître endémique, soit à cause de la température froide qu'elles devaient à la fonte des neiges ou des glaces qui en sont la source, soit en raison de leurs sels et de leurs éléments chimiques. »

Nous avons démontré que les sels de chaux et de magnésie dissous dans l'eau, sont étrangers à la production des engorgements de la glande thyroïde ; mais l'observation clinique nous fait une obligation de restituer à l'eau froide la part d'action qui lui était attribuée par les auteurs anciens.

Cette action a été admise par Bartholin, Bruni et Borgella (1). Nous regrettons de n'avoir pu nous procurer les ouvrages dans lesquels ces auteurs ont exposé leur opinion ; peut-être nous auraient-ils fourni des observations en faveur de la thèse que nous soutenons.

Nous avons souvent observé, à Clermont, des goîtres aigus occasionnés par l'eau froide et les courants d'air agissant sur

(1) Bartholin (*De usu nivis medico*, cap. XXXIV) ; Bruni (*Quæstiones quædam cardinales*, 1618) ; et Borgella (*Journal de santé de Capelle*, tome II).

le cou pendant qu'il est en sueur; nous y avons également rencontré des goîtres héréditaires, et cela se comprend : cette ville renferme beaucoup de rues étroites et humides, elle est placée à l'extrémité de la vallée où l'on trouve Royat et Chamalières, et son côté ouest, où les goîtres sont plus nombreux, est exposé à l'action directe des vents pluvieux et humides qui viennent des Monts-Dômes.

Voici maintenant d'autres conditions hygiéniques au milieu desquelles se produisent des goîtres assez nombreux. Nous citerons un seul exemple.

Beauregard-l'Évêque, où les engorgements thyroïdiens sont assez fréquents, surtout chez les paysans les moins riches, est situé dans le bassin humide de la Limagne, sur la rive droite de l'Allier; il est bâti sur le sommet d'une petite montagne qui est à l'est et à 26 kilomètres du Puy-de-Dôme; il est battu par tous les vents. Les chemins qui conduisent à ce village offrent des pentes rapides; les eaux de puits qui servent à l'alimentation des habitants sont très-froides; les paysannes les plus pauvres, ont le cou découvert et se livrent à des travaux fatigants. On voit, d'après ce que nous avons dit, que toutes les conditions favorables au développement du goître aigu sporadique se trouvent réunies.

Nous devons ajouter que les habitants sans fortune négligent de se traiter quand ils sont atteints de cette maladie; disons encore que, comme à Clermont, le goître est héréditaire dans quelques familles.

Notre but en écrivant ce dernier chapitre a été de rectifier et de compléter l'étiologie des diverses espèces de goîtres observées par nous dans la Basse-Auvergne; nous espérons que les nouveaux documents que nous recueillons chaque jour, nous permettront plus tard de traiter ce sujet d'une manière plus étendue et plus complète.

PIÈCES JUSTIFICATIVES,

COMPRENANT :

A. — Le tableau des épidémies de goîtres qui ont régné en France, parmi les militaires, depuis 1812, et dont l'histoire a été publiée dans le Recueil des mémoires de médecine, de chirurgie et de pharmacie militaires.

B. — Les tableaux statistiques des conscrits goîtreux exemptés, pendant une période de cinq ans, dans tous les départements de la France (les Savoies, les Alpes-Maritimes et l'Algérie exceptées).

C. — La proportion des conscrits goîtreux exemptés, mise en regard de la nature des terrains géologiques que présente chaque département français.

D. — Un tableau des abréviations adoptées pour indiquer les noms des terrains géologiques cités dans les pièces justificatives.

A. — Tableau des Epidémies de goîtres observées en France, parmi les militaires (1).

1812 Epidémie à Briançon; prisonniers anglais atteints, garnison française épargnée. *Recueil de Mémoires de médecine, de chirurgie et de pharmacie militaires. Paris, tome* XII, 2e *série*. 1853.

1818 } 1819 } Epidémie, du 6 novembre 1818 au 26 mai 1819, 48 cas de goître dans la légion des Bouches-du-Rhône, qui était à Briançon depuis le 28 avril 1818; du 26 mai, au 1er juillet 1819, 64 cas: 7 en automne, 8 en hiver, 53 au printemps, 44 en été; total: 112 cas. *Recueil, idem, tome* XII, 2e *série*. 1853.

1820 Epidémie nouvelle, sans indication du nombre des goîtreux (Briançon). *Recueil, idem, tome* XII, 2e *série*. 1853.

1825 } 1826 } Epidémie dans un régiment d'infanterie, du 15 mai au 31 décembre 1825, 119 cas de goître; du 1er janvier au 26 mars 1826, 25 cas de goître. Ce régiment était arrivé à Briançon, le 19 avril 1825. *Recueil, idem, tome* XII, 2e *série*. 1853.

(1) Nous n'avons pas compris dans cette liste les épidémies observées dans les deux départements de la Savoie (Worbe signale une épidémie de goîtres, à Annecy, Thonon et Bonneville); ni celles observées en Algérie.

1826 } 1827 } Epidémie observée par Chevalier, à Briançon, 8 cas de goître en novembre et décembre 1826, 126 cas du 1er janvier au mois d'octobre 1827. *Recueil, tome* XXIX, 1re *série*. 1830.

1827 } 1828 } Epidémie dans le 63e régiment d'infanterie, de novembre 1827 à septembre 1828, 53 malades à Briançon. *Recueil, tome* XII, 3e *série*. 1855.

1840 Epidémie peu importante, signalée par Gérard, à Besançon, pendant le 2e semestre de l'année 1840, 10 cas de goître pour 3,600 hommes. *Recueil, tome* XIII, 2e *série*. 1854.

1841 Epidémie dans le 52e régiment de ligne, 10 cas de goître en novembre et décembre, à Briançon. *Recueil, tome* XII, 2e *série*. 1853.

1842 Epidémie à Briançon, pendant le 1er trimestre de 1842, 8 goîtreux. *Recueil, tome* XII, 2e *série*. 1853.

1844 Epidémie à Clermont. M. Villaret parle de 40 cas de goître; Desjardin signale aussi des maladies semblables dans le 10e régiment d'infanterie. *Recueil, tome* XII, 2e *série*. 1853.

1845 M. Guérin dit que bon nombre de soldats de la garnison de Clermont, ont été affectés de goître. *Recueil, tome* XII, 2e *série*. 1853.

1846 Epidémie à Clermont, dans le 19e régiment de ligne venant de Briançon, 17 cas de goître; effectif: 1,072 hommes. *Recueil, tome* XII, 2e *série*. 1853.

1847 Epidémie à Neufbrisach, 50 cas plus ou moins graves, en 3 mois, dans l'artillerie. Bernier. — *Recueil, tome* XII, 2e *série*. 1853.

1848 Epidémie à Besançon; 25 goîtreux pendant les 1er, 2e et 4e trimestres de l'année. Gérard. — *Recueil, tome* XIII, 2e *série*. 1854.

1848 M. Champenois signale un certain nombre d'hommes atteints dans le 7e de ligne, caserné à Clermont. *Recueil, tome* XII, 2e *série*. 1853.

1849 Epidémie, pendant le 3e trimestre, 10 cas, à Besançon. Gérard. — *Recueil, tome* XIII, 2e *série*. 1854.

1850 17 cas de goître pendant l'année, à Besançon. Gérard. — *Recueil, idem*. 1854.

— Epidémie à Briançon; 36 cas. Durontgé. — *Recueil, tome* XII, 2e *série*, 1853.

1850 } 1851 } Quelques cas de goître en novembre 1850 à Briançon; épidémie d'avril à la fin de novembre 1851, 20 cas. Collin. — *Recueil, tome* XII, 2e *série*, 1853.

1851 Epidémie peu importante à Besançon, 8 cas. Gérard. — *Tome* XIII, 2e *série*. 1854.

1851 Epidémie à Clermont, 54 goîtres sur un effectif de 700 hommes. Menuau et Nivet. — *Annales de l'Auvergne*. 1852.

1853 Pastoret et Carmouche annoncent 11 cas de goître à Embrun, dans le 57e de ligne, du 1er septembre au 31 octobre. *Tome* XII, 2e *série*. 1853.

1853 Epidémie d'adénites suivie d'une épidémie de goîtres, à Besançon. Cette dernière a commencé en mai, et a fini en septembre: 20 goîtres. Dr Artigues. — *Recueil, tome* XIII, 2e *série*. 1854.

1857 Epidémie dans la garnison de Briançon, 37 cas de goître en mai et avril, venant du château ou du fort des Têtes. Collin. — *Recueil, tome* II, 3e *série*. 1859.

1857 Epidémie à Briançon, en juillet, août, septembre et octobre, 58 cas de goître. Larivière. — *Recueil, tome* II, 3e *série*. 1859.

1858 Epidémie à Neufbrisach ; 42 hommes atteints de goître, du 21 juillet au 18 octobre. Lanel. — *Recueil, Tome* II, 3e *série*. 1859.

1858 14 cas de goître à Neufbrisach, du mois de juillet à la fin de décembre. Tellier. — *Recueil, Tome* III, 3e *série*. 1860.

1859 Epidémie à Colmar, en 1859. Hansen. — *Recueil, tome* XI, 3e *série*. 1864.

1860 } 1861 } Epidémie à Briançon, du mois de mai 1860 à la fin de février 1861. On avait observé un cas de goître en octobre 1859. Collin. — *Recueil, tome* VI, 3e *série*. 1861.

1860 Epidémie à Clermont. 49 goîtreux sur un effectif de 999 soldats du 8e de ligne. Halbron. — *Recueil, tome* XI, 3e *série*. 1864. Nivet, *Etudes sur le goître épidémique*, pages 21 et 25.

1861 Epidémie à Colmar. A l'hôpital : 23 cas de goître ; au corps : 80 cas. Gouget. — *Recueil, tome* VII, 3e *série*. 1862.

1862 Epidémie à Clermont. Halbron, 77 goîtreux fantassins, 24 hussards. *Recueil, tome* XIII, 3e *série*. 1865. Sur ce nombre sont entrés à l'Hôtel-Dieu: 53 soldats, du 27e de ligne, 24 cavaliers du 1er hussard ; effectif du 27e : 1,160 hommes, du 1er hussard : 664. Dr Nivet, *Etudes*...., pages 22 et 25.

1863 Epidémie en janvier et février, dans la garnison de Briançon :

Briançon.....	Goîtreux : 3;	effectif : 302.	Hauteur des lieux au-dessus du niveau de la mer.	1,250 mètres
Le Château...	— 8;	— 112.		1,400 —
Le fort des Têtes	— 19;	— 121.		1,700 —

Rozan. — *Recueil, tome* X, 3e *série*. 1363.

1868 Petite épidémie à Clermont. Dans le 100e de ligne : 10 cas de goître ; effectif. 1,858 hommes. Dr Nivet, *Etudes*....., pages 23 et 25.

B. — Tableau des Conscrits goîtreux exemptés depuis 1856 jusqu'en 1860 (c'est-à-dire pendant 5 ans).

(Ce tableau est extrait des comptes-rendus sur le recrutement de l'armée, publiés par le ministère de la guerre.

NOMS des DÉPARTEMENTS.	NOMBRE TOTAL des goîtreux exemptés.	NOMBRE TOTAL des conscrits examinés.	PROPORTION : 1 goîtreux sur
Ain	68	11831	173.94
Aisne	402	14135	35.16
Allier	33	12924	391.64
Alpes (Basses-)	109	4955	45.46
Alpes (Hautes-)	465	5007	10.76
Ardèche	195	14734	75.56
Ardennes	91	11805	129.72
Ariège	261	10192	59.05
Aube	28	7183	256.53
Aude	52	9938	191.11
Aveyron	63	13886	220.41
Bouches-du-Rhône	13	10681	821.61
Calvados	16	14086	880.38
Cantal	66	9353	141.71
Charente	22	9079	412.68
Charente-Inférieure	3	16528	5509.33
Cher	5	10906	2181.20
Corrèze	116	13303	114.68
Corse	4	7612	1903.00
Côte-d'Or	61	12840	210.49
Côtes-du-Nord	2	21344	10672.00
Creuse	62	10798	174.16
Dordogne	157	18794	119.70
Doubs	51	9452	185.33
Drôme	159	11962	75.23
Eure	54	11819	218.87

NOMS des DÉPARTEMENTS.	NOMBRE TOTAL des goîtreux exemptés.	NOMBRE TOTAL des conscrits examinés.	PROPORTION : 1 goîtreux sur
Eure-et-Loir.	16	9104	569.00[1]
Finistère.	3	22262	7420.66
Gard.	10	12467	124.67
Garonne (Haute-)	91	14707	161.61
Gers.	8	8892	1111.50
Gironde.	13	18068	1389.84
Hérault.	5	10975	2195.00
Ille et Vilaine.	12	20264	1688.66
Indre.	12	9609	800.75
Indre-et-Loire.	4	9789	2447.25
Isère.	375	19745	52.65
Jura.	152	10548	693.94
Landes.	17	10564	621.41
Loire-et-Cher.	4	9828	2457.00
Loire.	415	20253	48.80
Loire (Haute-).	121	12510	103.38
Loire-Inférieure.	5	17078	3415.60
Loiret.	6	9767	1627.83
Lot.	64	9477	148.07
Lot-et-Garonne.	5	9123	1824.30
Lozère.	65	5384	82.83
Maine-et-Loire.	14	16361	1168.64
Manche.	4	20229	5057.25
Marne.	47	9749	207.42
Marne (Haute).	44	7309	166.11
Mayenne.	3	12986	4328.66
Meurthe.	170	13630	80.23
Meuse.	94	9895	105.27
Morbihan.	4	15373	3843.25
Moselle.	177	16213	91.59
Nièvre.	49	11664	238.04

NOMS des DÉPARTEMENTS.	NOMBRE TOTAL des goîtreux exemptés.	NOMBRE TOTAL des conscrits examinés.	PROPORTION : 1 goîtreux sur
Nord.	31	35949	1159.64
Oise.	184	12633	68.65
Orne.	33	13841	419.45
Pas-de-Calais	21	21568	1027.05
Puy-de-Dôme.	306	20169	65.91
Pyrénées (Basses-).	100	14341	14.34
Pyrénées (Hautes-).	277	8296	29.95
Pyrénées-Orientales.	42	5829	138.78
Rhin (Bas-).	78	19847	254.45
Rhin (Haut-).	323	19866	61.50
Rhône.	290	15312	52.80
Saône (Haute-).	148	11398	77.01
Saône-et-Loire.	206	20044	97.30
Sarthe.	9	15954	1772.66
Seine.	18	31636	1757.55
Seine-Inférieure.	47	29836	634.83
Seine-et-Marne.	14	10405	743.21
Seine-et-Oise.	44	13763	312.75
Sèvres (Deux-).	"	10386	" "
Somme.	57	18625	326.75
Tarn.	11	11399	1036.27
Tarn-et-Garonne.	6	6976	1162.66
Var.	10	8239	823.09
Vaucluse.	51	7369	144.49
Vendée.	8	14260	1782.50
Vienne.	5	11058	2211.06
Vienne (Haute-).	20	12721	636.05
Vosges.	433	15596	36.03
Yonne.	21	11755	559.76

C. — Tableau statistique et géologique.

PROPORTION DES CONSCRITS GOITREUX EXEMPTÉS, NATURE DES TERRAINS.

NOMS DES DÉPARTEMENTS.	CONSCRITS GOITREUX exemptés. 1 sur (1)	NATURE DES TERRAINS. (2)	TERRAINS PRÉDOMINANTS.
Alpes (Hautes).	10.76	T. crist., jura., crét., tert. m., All. . .	T. jura., crist. et crét.
Pyrénées (Bses)	14.34	T. de trans., de tri., crét. i., Gr. ver. et rou., T. tert., All., Tour	T. de tri., et Gr.
Pyrénées (Htes)	29.95	T. crist., de tri., jura., Gr. ver., T. tert., All., Tour.	T. de tri., et jura.
Aisne.	35.16	T. de trans., jura., crét., tert. i., All..	T. crét. et tert. i.
Vosges. . . .	36.03	T. crist., de trans., de tri., Gr Vos. .	T. de tri.
Ariége	39.05	T. crist., de tri., jura., crét. s., tert., All., Tour.	T. de tri., crét. et jura.
Alpes (Basses).	45.46	T. jura., cret. s. i., tert. m. s., All. .	T. jura., crét. s. et tert. s.
Loire.	48.80	T. crist., de trans., vol., h., tert., All.	T. crist.
Isère.	52.65	T. crist., jura., crét. i., tert., All. . .	T. tert. s. et All.
Rhône	52.80	T. crist., de tri., jura., h., tert., All. .	T. crist.
Rhin (Haut). .	61.50	T. crist., de trans., jura., Gr. rou., T. tert. s. m., All.	T. crist., tert. s. et All.
Puy-de-Dôme .	65.91	T. crist., de trans., vol. anc. mod., h., tert., All.	T. crist., vol., tert. et All. (3)
Oise.	68.65	T. crét. i. s., jura., tert. i. m. s., All..	T. tert. i.
Drôme. . . .	75.23	T. jura., crét. i., tert. m., All., Tour.	T. jura., crét., tert. et All.
Ardèche . . .	75.36	T. crist., jura., crét. i., vol. an., h., Cal. à g., All.	T. crist., crét. et jura.
Saône (Haute).	77.01	T. crist., jura., de tri., Gr. rou., vos., T. ter. i., All.	T. jura.
Meurthe. . . .	80.23	Gr. vos., T. de tri., jura., All. . . .	T. de tri. et jura.
Lozère. . . .	82.83	T. crist., de tri., jura., Cal. à g . . .	T. crist. et jura.
Moselle. . . .	91.59	T. de tri., jura., Gr. vos., All	T. de tri. et jura.
Saône-et-Loire.	97.30	T. crist., de tri., jura., h., tert., All..	T. tert. s.

(1) Chiffres empruntés aux Tableaux de recrutement publiés par le Ministère de la guerre.

(2) Renseignements extraits de la Carte géologique de France. — Nous indiquons seulement les grandes masses. (*Voir les abréviations à la fin des tableaux*).

(3) Une grande partie de la Limagne (Puy-de-Dôme), a pour sous-sol le calcaire marneux tertiaire.

NOMS DES DÉPARTEMENTS.	CONSCRITS GOITREUX exemptés. 1 sur	NATURE DES TERRAINS.	TERRAINS PRÉDOMINANTS.
Loire (Haute) .	103.38	T. crist., vol. an., h., tert., All . .	T. crist. et vol.
Meuse	105.27	T. jura., Gr. ver., All.	T. jura.
Corrèze. . . .	114.68	T. crist., de tri., jura., h	T. crist.
Dordogne. . . .	119.70	T. crist., de tri., jura., crét., tert., All.	T. crét. et tert.
Gard	124.67	T. jura., h., Cal. à g., T. crét., tert. .	T. crét. et tert.
Ardennes . . .	129.72	T. de trans., jura., Cal. à g., T. crét., All.	T. jura. et crét.
Pyrénées-Or[les].	138.78	T. crist., de trans., crét., Tert., All.	T. crist.
Cantal. . . .	141.71	T. crist., vol. an., vol. mo., tert. . .	T. crist. et vol. anc.
Vaucluse . . .	144.49	T. crét. i., tert. m., All.	T. crét. et tert.
Lot.	148.07	T. crist., jura., Cal. à g., T. crét., tert.	T. jura.
Garonne (H[te]).	161.61	T. crist., de tri., jura., crét. i. s., tert. s. m., All..	T. tert. et All.
Marne (Haute).	166.11	T. de tri., jura., crét. i..	T. jura.
Ain	173.94	T. jura., crét. i., tert. s., All.. . . .	T. jura. et tert.
Creuse. . . .	174.16	T. crist.	T. crist.
Doubs	185.33	T. de tri., jura., crét. i., tert. s. . .	T. jura.
Aude.	191.11	T. de trans., crét. i. s., tert., All.. .	T. de trans., crét., tert.
Marne	207.42	T. crét. i. s., tert. i. m., All.	T. crét. s.
Côte-d'Or. . .	210.49	T. crist., de tri., jura., tert., All. . .	T. jura.
Eure.	218.87	T. crét. i. s., tert. i. m. s., All. . . .	T. tert. m.
Aveyron. . . .	220.48	T. crist., de tri., jura., Cal. à g., T. h.	T. crist. et jura.
Nièvre. . . .	238.04	T. crist., de tri., jura., Cal. à g., tert. m., T. crét. i. All..	T. jura.
Rhin (Bas). . .	254.45	T. crist., Gr. vos., T. de trans., de tri., jura., tert. m., All.	All.
Aube.	256.53	T. jura., crét. i. s., tert. m., All. . . .	T. crét. s.
Seine-et-Oise. .	312.75	T. crét. s., tert. m. i., All.	T. tert.
Somme	326.75	T. crét. s., tert. i. m. s., All.	T. tert. i. m. s.
Allier	391.64	T. crist., de tri., jura., tert., All. . .	T. crist., de tri. et tert.
Charente . . .	412.68	T. crist., jura., crét. i. s., tert. . .	T. jura. et crét. s.
Orne	419.45	T. crist., de trans., jura., crét., All. .	T. de trans.
Yonne	559.76	T. jura., crét. i. s., tert., All.	T. jura., et crét.
Eure-et-Loir .	569.00	T. crét. i. s., tert. m. i.	T. tert. m.

NOMS DES DÉPARTEMENTS.	CONSCRITS GOITREUX exemptés. 1 sur	NATURE DES TERRAINS.	TERRAINS PRÉDOMINANTS.
Landes . . .	621.41	T. tert. s. m., All.	T. tert.
Seine-Inférieure	654.83	T. jura., crét. i. s., tert. i. m. s., All.	T. tert.
Vienne (Haute)	656.05	T. crist., jura.	T. crist.
Jura	693.94	T. de tri., jura., crét. i., tert. s., All..	T. jura. et tert.
Seine-et-Marne	743.21	T. crét. s., tert. i. m., All.	T. tert.
Indre	800.75	T. crist., jura., Cal. à g., T. crét. tert.	T. tert.
Bouches-du-Rône	821.61	T. jura., crét. i., tert. m., All. . . .	T. tert. et All.
Var	823.09	T. crist., de tri., jura., crét., tert., All.	T. crét. et de tri.
Calvados . . .	880.38	T. de trans., jura., crét., tert., All. .	T. de trans. et jura.
Pas de-Calais .	1027.05	T. jura., crét. i. s., tert. i. m., All. .	T. crét. et tert.
Tarn	1036.27	T. crist., de trans., tert. m., All. . . .	T. crist. et tert.
Gers.	1111.50	T. tert. s. et m.	T. tert.
Nord	1159.64	T. h., crét. s., tert. i. m. s., All. . .	T. crét. et All.
Tarn-et-Garne.	1162.66	T. de tri., jura., tert. m., All. . . .	T. tert.
Maine-et-Loire.	1168.64	T. de trans., jura., crét., tert., All. .	T. de trans., crét. et tert.
Gironde . . .	1589.84	T. tert. i. m. s., All.	T. tert.
Loiret	1627.83	T. crét. i. s., tert. m., All.	T. tert.
Ille-et-Vilaine .	1688.66	T. crist., de trans., tert. i. m.	T. de trans.
Seine	1756.55	T. tert. i. m., All.	T. tert.
Sarthe	1772.66	T. de trans., jura., crét., tert., All. .	T. jura., crét. et tert.
Vendée. . . .	1782.50	T. crist. de trans., jura., Cal. à g., T. crét. i., h., All..	T. crist.
Lot-et-Garonne.	1824.30	T. tert. m. s., All.	T. tert.
Corse	1903.00	T. crist., crét. s., All.	T. crist. et crét.
Cher.	2181.20	T. jura., crét. i., tert. m., All. . . .	T. jura.
Hérault. . . .	2195.00	T. crist., de trans., jura., Cal. à g., T. crét. i., tert. m., All.	T. jura., crét., tert. et All.
Vienne	2211.06	T. jura., Cal. à g., T. crét., tert., All.	T. jura., crét. et All.
Indre-et-Loire .	2447.25	T. crét. i., tert. m., All.	T. tert.
Loir-et-Cher .	2457.00	T. crét. i., tert. m., All.	T. tert.
Loire-Inférre. .	3415 60	T. crist., de trans., tert. m., All. . .	T. crist. et de trans.
Morbihan . . .	3843.25	T. crist., de trans., tert. m., All. . .	T. crist. et de trans.
Mayenne . . .	4528.66	T. crist., de trans., tert. m.	T. crist. et de trans.

NOMS DES DÉPARTEMENTS.	CONSCRITS GOITREUX exemptés. 1 sur	NATURE DES TERRAINS.	TERRAINS PRÉDOMINANTS.
Manche . . .	5057. 53	T. crist., de trans., jura., Cal. à g., All.	T. de trans.
Charente-Infre.	5509. 03	T. jura., crét. i., tert. m.	T. jura. et crét.
Finistère . . .	7420. 66	T. crist., de trans., plut., All. . . .	T. crist. et de trans.
Côtes-du-Nord.	10672. 00	T. crist., pl., de trans., tert., All. . .	T. crist. et de trans.
Sèvres (deux) .	00	T. crist., jura., Cal. à g., T. tert., All.	T. crist. et jura.

D. — Terrains géologiques. — Tableau des abréviations.

NOMS DES TERRAINS.	ABRÉVIATIONS	NOMS DES TERRAINS.	ABRÉVIATIONS
Terrains cristallisés.	T. crist.	Terrain crétacé inférieur. . . .	T. crét. i.
Terrains de transition.	T. de trans.	Terrain crétacé supérieur. (2).	T. crét. s.
Terrain houiller.	T. h.	Terrain tertiaire inférieur (3) . .	T. tert. i.
Grès rouge.	Gr. rou.	Terrain tertiaire moyen. . . .	T. tert. m.
Grès vert.	Gr. ver.	Terrain tertiaire supérieur. . .	T. tert. s.
Grès des Vosges.	Gr. Vos.	Alluvions anciennes.	All. an.
Terrains de trias.	T. de tri.	Alluvions modernes.	All. mo.
Terrains jurassiques inférieurs (1)	T. jura. i.	Tourbes.	Tour.
Terrains jurassiques moyens (1).	T. jura. m.	Terrains plutoniques.	T. plut.
Terrains jurassiques supérieurs (1)	T. jura. s.	Terrains volcaniques anciens (4).	T. vol. an.
Calcaire à gryphées.	Cal. à g.	Terrains volcaniques modernes.	T. vol. mo.

(1) Plusieurs étages du terrain jurassique sont composés de calcaires magnésifères.

(2) Terrain crétacé supérieur, composé de craie blanche (carbonate de chaux impur).

(3) Terrain tertiaire inférieur, formé par le calcaire grossier, avec gypse ou plâtre.

(4) Les terrains volcaniques anciens comprennent les trachytes, les domites, les phonolites et les basaltes.

Analyse d'un travail manuscrit de M. C. Bergouhnioux sur l'eau potable de Clermont.

De trois séries de recherches analytiques faites à trois époques différentes par M. Bergouhnioux, recherches qui seront vérifiées et complétées plus tard, il résulte :

1° Que l'eau de Clermont présente, soit quant aux gaz contenus, soit quant aux principes salins qui la minéralisent, une composition qui varie suivant le moment de l'année où on l'examine.

2° Qu'il est important, surtout à certaines époques, avant de procéder à l'analyse, de laisser longtemps reposer l'eau qui se dépouille ainsi de matières étrangères, organiques et inorganiques, tenues par elle en suspension.

Ces réserves faites, voici d'abord les données les plus constantes fournies jusqu'ici par l'analyse qualitative.

L'eau de Clermont, préalablement additionnée d'acide azotique pur, précipite par le nitrate d'argent. — Prenez deux matras semblables, d'un litre 1/2 à 2 litres de capacité; remplissez l'un d'eau distillée, l'autre d'eau de Clermont; ajoutez à l'un et à l'autre quantités égales d'acide azotique pur, agitez et attendez ; puis ajoutez des quantités suffisantes et toujours égales d'une solution concentrée de nitrate d'argent, presque immédiatement il se formera dans le second matras un louchissement très-marqué qui, sous l'influence de l'agitation, d'une faible élévation de température et d'un repos prolongé, se transforme en un précipité lourd, d'autant plus appréciable qu'on l'expose plus directement à l'action des rayons solaires. Aucun précipité dans le premier matras.

En opérant avec des précautions analogues, M. Bergouhnioux a obtenu des réactions non moins indiscutables à l'aide de l'eau de chaux et de l'eau de baryte.

L'eau de Clermont précipite aussi, après addition d'acide chlorhydrique pur, par le chlorure de baryum ; mais il faut encore, dans ce cas comme dans les précédents, ne pas se contenter d'agir à la hâte, dans un verre à expérience, avec trop peu de réactif, sans excès comparatif et en dehors de toutes les conditions requises pour la recherche de quantités extrêmement diluées.

Une réaction qui est beaucoup plus facilement obtenue est celle que fournit l'oxalate d'ammoniaque ammoniacal. — Il suffit d'un excès de réactif pour troubler le liquide.

Mais là où un excès de réactif n'est même plus nécessaire, c'est dans le traitement de l'eau de Clermont par l'azotate de plomb, sel dont M. Bergouhnioux préfère le maniement à celui du sous-acétate de plomb.

La potasse, la magnésie sont facilement décélées par les réactifs ordinaires, tandis qu'il faut des soins minutieux pour se convaincre de la présence de l'alumine et de la soude.

Il suffit au contraire de traiter par l'acide chlorhydrique le résidu que laisse à l'évaporation l'eau de Clermont, pour obtenir de la silice en proportion relativement considérable. Et il est à noter ici qu'une carafe de cristal où de l'eau de Clermont s'est évaporée lentement, qu'une cornue de verre qui a servi à une distillation prolongée du même liquide, portent sur leurs parois des traces peut-être indélébiles du passage de cette eau si faiblement minéralisée.

Préalablement bouillie, l'eau de Clermont donne, par l'acide sulfhydrique pur et lavé, un louchissement dont M. Bergouhnioux n'a pu encore trouver l'explication.

L'iode a été recherché avec le plus grand soin et sur des quantités d'eau considérables ; les réactions ont été douteuses.

L'eau de Clermont est fort souvent, surtout à l'époque des irrigations, chargée d'une très-notable quantité de détritus où l'examen microscopique décèle des traces d'organisation. Ces petits corps, de volume très-variable, flottent avec persistance dans une carafe d'eau et y restent suspendus longtemps encore après le dépôt des subtances limoneuses, des grains siliceux et ocreux dont l'eau de Clermont peut être séparée soit par le repos, soit par la filtration. Des expériences en cours d'exécution permettront plus tard d'apprécier, au moins approximativement, les proportions de ces diverses matières accidentellement entraînées, tenues en suspension et si peu dissoutes que, dans aucun des résidus fournis par l'évaporation de quantités même considérables d'eau suffisamment reposée, il n'a pas été jusqu'ici possible de démontrer trace de matière organique.

Voici, en ce qui concerne l'analyse quantitative, la moyenne des résultats obtenus par M. Bergouhnioux :

	G.
Acide carbonique	0,0235
Chlore	0,0007
Iode	Traces douteuses.
Acide sulfurique	Quantité minime.
Chaux	0,0251
Magnésie	0,0092
Soude	0,0049
Potasse	0,0081
Alumine	?
Silice	0,0677
Fer (1)	"
Matière organique (1)	"
Total des subtances pesées	0,1392

Ce total représente, à peu de chose près, la moyenne (0,1361) des poids trouvés pour les résidus des diverses évaporations.

(1) Le fer a été trouvé dans le dépôt obtenu par un repos prolongé de l'eau ; la matière organique trouble, à certaines époques, la transparence de l'eau.

TABLE ALPHABÉTIQUE

DES AUTEURS ET DES OUVRAGES CITÉS.

(1) Erratum : page 42, CHATAIN, lisez : CHATIN.
(2) Erratum : page 56, CRUVIELHER et SAY, lisez : CRUVEILHIER et SÉE.

TABLE ALPHABÉTIQUE DES MATIÈRES [1].

(1) Les indications relatives au *goître épidémique* ne sont accompagnées d'aucun signe particulier; celles qui concernent les *généralités sur l'étiologie des diverses espèces de goîtres* sont suivies de l'indication — Gén. —

Clermont typ. Ferd. Thibaud.

LIBRAIRIE DE J.-B. BAILLIÈRE ET FILS,

RUE HAUTEFEUILLE, 19, PRÈS DU BOULEVARD SAINT-GERMAIN.

Traité pratique des affections chroniques du larynx et du pharynx, par le docteur MANDL. Paris, 1872, 1 vol. in-8° avec 164 figures et 7 planches coloriées, cart. 18 fr.

Recueil des travaux du Comité consultatif d'hygiène de France et des actes officiels de l'administration sanitaire, publié par ordre de M. le Ministre de l'agriculture et du commerce, tome 1er. Paris, 1872, 1 vol. in-8°, 451 pages. 8 fr.

Parallèle des eaux minérales de France et d'Allemagne, guide pratique du médecin et du malade, par E. BARRAULT. Paris, 1872, 1 vol. 372 pages. 3 fr. 50

Hygiène alimentaire des malades, des convalescents et des valétudinaires, ou du régime envisagé comme moyen thérapeutique, par R. FONSSAGRIVES. Paris, 1867. 2e *édition*, 1 vol. in-8° de 670 pages. 9 fr.

Traité de la menstruation, ses rapports avec l'ovulation, la fécondation, l'hygiène de la puberté et de l'âge critique, son rôle dans les différentes maladies, ses troubles et leur traitement, par A. RACIBORSKI, ancien chef de clinique et lauréat de la Faculté de médecine de Paris. Paris, 1868, 1 vol in-8° de 632 pages, avec deux planches chromo-lithographiées. 12 fr.

Traité d'hygiène thérapeutique, ou Application des moyens de l'hygiène au traitement des maladies, par Fr. RIBES, professeur d'hygiène à la Faculté de médecine de Montpellier. Paris, 1860, 1 vol. in-8° de 828 pages. 10 fr.

Traité de la pellagre et des pseudo-pellagres, par le docteur J.-B. TH. ROUSSEL. Ouvrage couronné par l'Institut de France. Paris, 1866, 1 vol. in-8° 656 pages. 10 fr.

Dictionnaire d'hygiène publique et de salubrité, ou Répertoire de toutes les questions relatives à la santé publique, considérées dans leurs rapports avec les Subsistances, les Épidémies, les Professions, les Établissements et Institutions d'Hygiène et de Salubrité, complété par le texte des Lois, Décrets, Arrêtés, Ordonnances et Instructions qui s'y rattachent, par Ambroise TARDIEU, professeur de médecine légale à la Faculté de médecine de Paris, médecin de l'Hôtel-Dieu, président du Comité consultatif d'hygiène publique. 2e *édition*. Paris, 1862, 4 vol. grand in-8°. (Ouvrage couronné par l'Institut de France.) 32 fr.

Traité pratique d'hygiène administrative et industrielle, comprenant l'étude des Établissements insalubres, dangereux ou incommodes, par le docteur Maxime VERNOIS, membre de l'Académie de médecine. Paris, 1860, 2 vol. in-8°, chacun de 700 pages. 16 fr.

Précis des maladies vénériennes, par A. BERTHERAND. 2e *édition*. Paris, 1873.

Traité d'hygiène publique et privée, par le docteur Michel LÉVY, directeur de l'École de médecine et de pharmacie militaires du Val-de-Grâce, membre de l'Académie de médecine. 5e *édition*. Paris, 1869. 2 vol. in-8°, ensemble 1900 pages. 20 fr.

Clermont, imp. Ferd. THIBAUD.

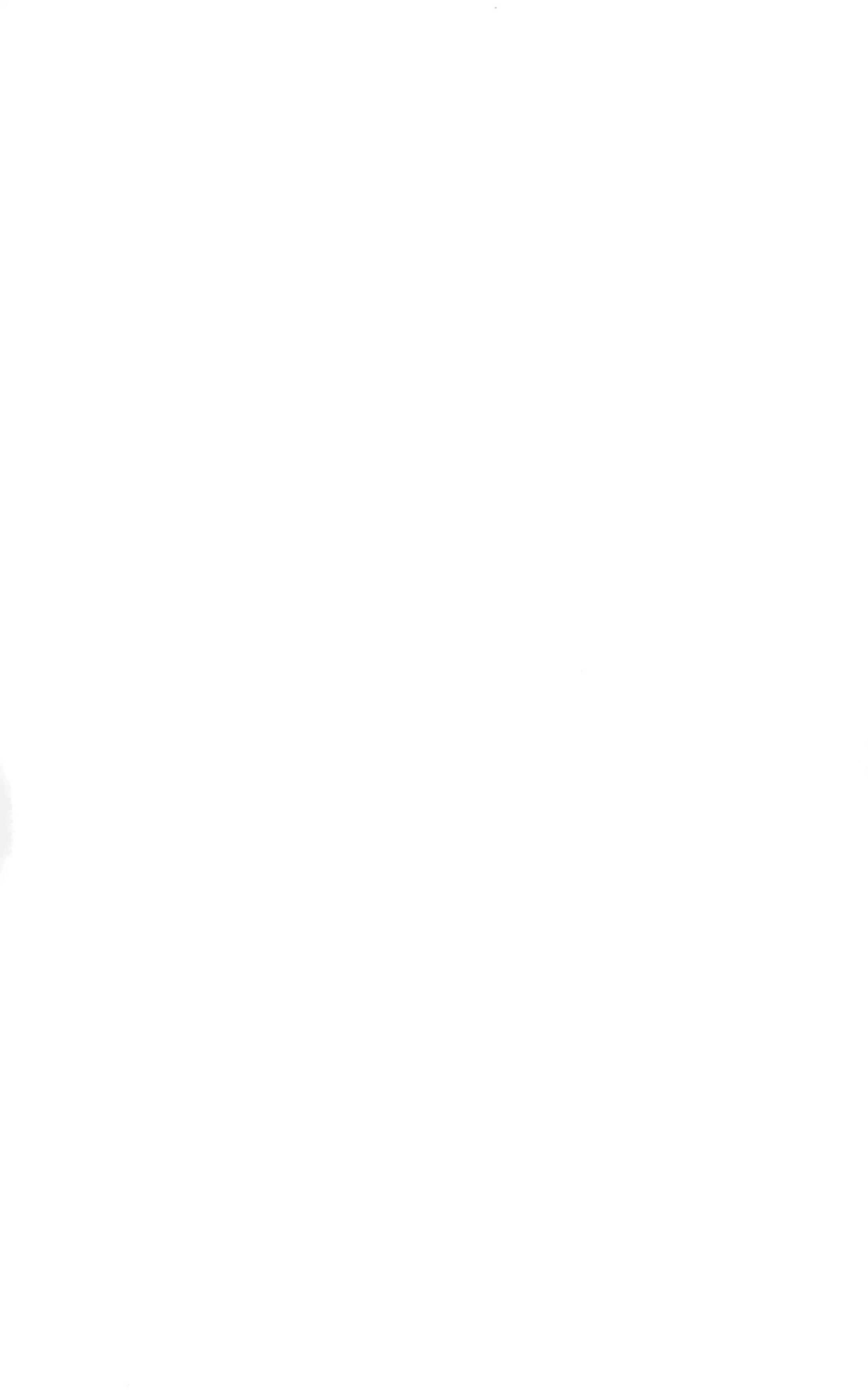

www.ingramcontent.com/pod-product-compliance
Ingram Content Group UK Ltd.
Pitfield, Milton Keynes, MK11 3LW, UK
UKHW020327250726
13967UKWH00004B/1901